被忽视的童言

姜爱玲　著

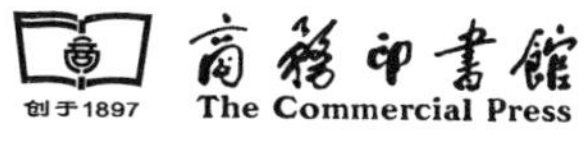

2013年·北京

图书在版编目(CIP)数据

被忽视的童言/姜爱玲著. —北京:商务印书馆,2013

ISBN 978-7-100-09978-3

Ⅰ.①被… Ⅱ.①姜… Ⅲ.①儿童心理学—身势语—研究 Ⅳ.①B844.1②H026.3

中国版本图书馆 CIP 数据核字(2013)第 111171 号

被忽视的童言
姜爱玲 著

商 务 印 书 馆 出 版
(北京王府井大街 36 号 邮政编码 100710)
商 务 印 书 馆 发 行
广 西 民 族 印 刷 包 装
集 团 有 限 公 司 印 刷
ISBN 978-7-100-09978-3

2013 年 7 月第 1 版　　开本 880×1240 1/32
2013 年 7 月广西第 1 次印刷　　印张 7⅜
定价:24.80 元

推荐序一

我们可以有几个童年

王一郎 | 赋力国际企管顾问有限公司首席训练师

有一次在 Irene 老师带领的课程里，我们被邀请一起体验在地上爬行的感觉。由于年纪增长，身体柔软度变差，爬行时肌肉逐渐酸痛起来，这样的酸痛却勾起了我许多童年的回忆。刹那间我开始问自己："上一次我这么接近地面是多久之前的事了？我上一次陪着孩子在地上玩耍又是什么时候？如果可以再一次陪他们在地上翻滚，那会是多么棒的事情。"然而一路走来，工作忙碌经常是最好的借口，情绪化的字眼在管教时不自觉地就出现了，更糟的是我还会自我安慰："我们也都是这样长大的。"

每个人的童年只有一次，因此家庭对孩子童年的影响，是一辈子的事！有人早一点察觉，却摆脱不了老一代的捆绑；更有人毫无察觉，继续以同样的方式影响着下一代。成长的障碍就这样代代相传，整个家庭就像玻璃窗上的苍蝇，焦急万分却找不到出路。

每个人的童年只有一次，但却可以通过有效的引导与自我察觉，开始走向自我疗愈之路。自己开始改变，对身边的人才是福音！Irene 老师通过许多工作坊，传递自我察觉与改变的福音，乐见她将此经验著书分享。我知道我们的童年只有一次，但是我们可以通过本书的练习，重新走过童年，更可以帮助身边的孩子，使他们有更美好的童年。

推荐序二

不要让孩子原谅我们

李昕 | 迷火佛拉明歌舞坊创办人

50 多岁的时候，我参加了一个心灵治疗课程。当时的状况是走投无路，不是事业，而是心灵，每天都有莫名极端的焦虑和沮丧，情绪几近抓狂。这时恰巧一个朋友向我介绍那个课程，我就像濒死的人任意抓住了一根稻草。课程中，我发现跟我一样年过半百甚至更年长的人，都哭得像个孩子。而最大的原因是，几乎所有人在儿童时期都受到了伤害，伤害自己的不是别人，正是最亲近的父母或家人，由此而生的怨像毒瘤似的，在心中滋长许久，甚至让自己的性格都变了形，人生也因此走得很辛苦。

课程最后，我学会了解与饶恕，了解自己不开心的原因；了解父母并非故意；了解自己若是父母，未必做得更好；了解父母已经尽了力……最后原谅父母，也从阴影中走了出来。

孩子的心灵真的很脆弱，一个不小心，就受到了严重伤害。而很奇怪的是，当我们从孩子变成父母，却往往犯一样的错误，伤害自己最疼爱的孩子。

很开心有《被忽视的童言》这样的书，提醒我们不要把错误的基因再植入最爱的孩子身上，让孩子能够身心健康地长大，不要让他们也等到年过半百之后，在心灵治疗的课程中痛哭流涕，学习原谅我们。

推荐序三

为人父母者不可错过的一本书

詹丽珠 | 财团法人切肤之爱社会福利慈善事业基金会执行长

爱玲老师是一位我非常推崇的有心人，有机会为爱玲老师写序，优先拜读她的著作《被忽视的童言》，让我想到报纸杂志常报道许多学生在课堂上说脏话、控制不了情绪。探究他们的家庭情况，却发现他们的父母往往都有类似的行为。俗语说："有其父必有其子。"反过来说，有其子必有其父，理由在于父母的管教模式、肢体语言已深深烙印在孩子心中。

随着人们生活水平提高，许多家庭都花得起钱让孩子学外语、学才艺、出国旅行……因此压缩掉太多亲子共处的时间，忽略了观察和倾听的重要，到头来子女才艺学到了，学业表现一等了，亲子关系却疏离了。成绩不好可以补救，但是万一孩子有一天得了忧郁症或情绪失控，要补救就不容易了。孩子的教育不可不慎重看待呀！

舞蹈是用肢体说话的艺术，身为舞者，舞台上爱玲恣意挥洒，诉说她要表达的意境；身为医者，教室里、舞台上，她望闻问切，通过肢体语言，仔细诊断她的学生、她的患者。

总结多年来的教学心得，她写成本书，语重心长，为人父母不可错过。

推荐序四

倾听孩子行为之下的话语

谢文宜 | 台湾实践大学家庭研究与儿童发展学系副教授

我的孩子上课时总是说个不停，闭嘴真有那么难吗？

这么小就会偷拿钱，长大后怎么办？我一定要好好教训他！

为什么孩子总是被排挤、被说是白痴？是不是人格有问题？

多年来，我在从事儿童与家庭的相关工作中，常遇到父母对于孩子的行为感到不解甚至有所误解。对于这样的情形，常令我感到心疼与遗憾：心疼的是，孩子发出了求救信号却无法获得帮助；遗憾的是，亲子关系在这样一次次的误解当中，出现一道道的裂痕。

其实这些误解和遗憾都是有办法避免的，只要每一位做父母的愿意多花点心思，认真观察、倾听并感受孩子行为背后所传达出来的话语，就有更多使孩子健全成长、亲子互动愉快的可能。

本书作者是心思细腻的动作治疗工作者，她将多年来在教学中观察到，最容易遭父母误解的行为，一一写下，并解开这些行为背后的原因；此外最可贵的是，她将专业的肢体语言译码术转化为简单易懂的观察法，可有效帮助父母观察、了解孩子。令我最喜欢的地方是书中的“亲子动一动”，里面有趣的身体游戏，除了可协助孩子练习各项重要能力外，更适合作为亲子间增进情感的小活动呢。

在现今这个充满亲子冲突与误解的时代，真的很高兴看到姜老师出版这样一本书，在此特别推荐。

作者序

肢体动作，是充满信息的童言

孩子稳定的情绪和得体的行止，
来自父母的真心关怀和以身作则

我是一位舞蹈与动作治疗师，每当和别人提起我的职业时，大多会得到这样的回应："舞蹈治疗？那是跳什么舞？"或是"这是用跳舞来让人康复吗？"

其实在舞蹈治疗当中，我们并不教授任何种类的舞蹈，动作美感和技巧训练也并非关注的焦点，而是经过舞蹈治疗师的引导，让参与者的身体回到自然的状态，以自发性的动作释放压力、抒发内心的情绪感受和与人建立关系。我们的身心紧密联系，舞蹈治疗正是让参与者在身体活动之中察觉自己的身心状态，借由身与心的交互流动让这两者协调一致，并通过动作和他人沟通互动。因此，这是一种整合与互动的疗愈方式，目标就是增进沟通。

人与人之间除了语言文字的沟通之外，非语言沟通也占了极高的比重。我们能以各种理解程度，来传达各种形式的信息，这样的沟通过程并不仅限于说和写的语言。当我们与别人互动时，有时候沟通顺畅，有时却沟通不良，这并非遣词造句或思考逻辑的问题，而是关乎当互动的双方在传达自己的意思时，接受信息的一方对于另一方的非语言表达了解多少。文字的传送与接收，只占了人类沟通的一小部分，所以在舞蹈治疗的训练中，我们必须学会观察别人各式各样的身体动作及姿态，以了解这些动作与姿态背后的行为语言。

我在工作中所接触的对象涵盖各年龄层，当然也包含了孩子们。在我带领儿童团体的经验中，除了留意孩子们在团体中的动作表达、言行和身心状态之外，他们在团体活动前后与父母的互动也是我所关注的。我曾经带过一个儿童团体，在第一次的课程中，我发现有个孩子的动作幅度、力道都很大，且习惯用吼叫的方式说话，在一间并不大的治疗室中，他的声音显得相当刺耳。那次团体活动结束后，我一打开治疗室的门，他就飞奔而出大声叫着他的妈妈，说时迟那时快，只见他妈妈也同样大声地回应："跟你说过多少次不要乱跑乱动，你就不听！再不听话，小心我打死你！"我听到之后心中一惊，想着：难怪这位小朋友无法控制他的冲动（动作和声音），是不是正因为他经常被如此对待，于是就有样学样起来了？

这种状况不禁让我深思：父母在日常生活中的言行举止，有没有可能在有意和无意之间培养，甚至强化了孩子不当的态度和言行？父母是否了解隐藏在孩子行为之下的身心感受？许多大问题，其实都是由小问题日积月累衍生而来。身为父母，该如何开始从小地方着手，让孩子的言行举止更为合宜？

孩子是父母的一面镜子，孩子的种种行为表现，常是父母言行的复制，也可能是父母疏于了解、陪伴的结果。在团体中对其他同伴大声嚷嚷的孩子，原来自己在家中也常被其父母以吼叫、怒骂和威胁性言词对待；抱怨孩子老是找不到东西、总是懒得整理自己玩具的妈妈，从来没想过是因为自己一直跟在孩子身边帮忙收拾东西，而错失训练孩子为自己负责的大好机会；一个在团体中话说个没完的孩子，在家中极度缺乏自我表达的机会，因为一开口就会挨骂；偷偷拿走妈妈皮包的小男孩，其实并不缺钱，但他却不敢承认自己的偷窃行为，其实只是为了让爸爸妈妈的注意力从彼此争吵移回到他身上；一群学业成绩不佳，却依然努力用功，并且拥有多种才艺的初中生，却因为父母老师偏重学业表现，经受日积月累的责骂、轻视导致自信心严重低落，在学校甚至遭到功课优异的同学欺负，老师却视若无睹，让这群孩子对自己的未来不抱什么期望。

身为一位舞蹈与动作治疗师，我希望以这本书和家长老师们分享，以动作的各种特点为切入点，通过观察孩子的行为及实地感受孩子的身体动作，一步步解开孩子的行为密码、了解孩子的需求（孩子的身体想要说什么），适时发现与响应孩子需要被照顾、被理解的地方，以及亲子双方在游戏、互动的过程中，如何可以更进一步，达到了解彼此的身心感受，让亲情顺畅无碍地交流互动。孩子感受到父母完全的爱与关怀，也就自然而然地表现出正向行为。孩子稳定的情绪和得体的举止，确实来自父母的真心关怀和以身作则；唯有先成为感受细腻的优秀父母，才能培养出健康快乐的优秀孩子。

目录

导言　认识身体的语言，让你更了解孩子

我们的身体动作，除了如进食、拿取物品、操作器具和坐卧走跑跳等实用功能之外，其实也蕴含了我们内心的感觉、思绪和心情。德国现代舞之父暨舞蹈教育家鲁道夫·拉邦及其学生共同发展出一套称为拉邦动作分析的系统，帮助人们记录和理解身体动作的元素、特点与内涵，其中“劲”是针对人类动作的内在动机所进行的论述。

劲最主要是用来描述我们的身体动作中极其微妙、难以言传及持续流变的各项特点，包括空间（大小、高低、方向、焦点等）、时间（快慢、突然的或持续的）、流动（自由的、束缚的）和力量（强弱、松紧）的各种组合与变化。比方说，一位因为想赶在地铁车厢门关闭之前挤进去而在月台上快速奔跑的上班族，我们可以说这个人的动作具备快的特质；而另一位一边找路、一边推着沉重旅行箱缓缓而行的旅客，我们会形容他的动作带有慢的特质。这两项动作特质都是归类在“时间”这个项目之下，用来说明一个人的动作是快或慢。

现在，让我们进一步探究上述动作。赶着搭地铁的这位上班族，因为心里很急、想以最快的速度进入车厢，他就一定得先让自己的目光和身体聚焦在某一个车厢门，好让自己对准目标快

速前行，因此他的方向感是单一焦点或直接的。反之，搞不清楚方向，又推着重物缓慢前进的旅客，因为还没有掌握到确切的目标，所以他的方向感是多焦点或间接的。此外，假设这位快奔上班族跑着跑着，忽然被地上的东西绊倒，这跌倒的一刹那在时间上就是突然的，有着出乎意料的感觉；找路的旅客因推着行李箱而不停地缓慢走着，在时间上则是延续的，这些特质也属于时间的项目。

接下来，无论是上班族或旅客，在加速奔跑或推着重物时，都需要借肌肉的收紧和施力方能达成各自的动作任务，所以他们的动作都需要用力，也就是“强”的力道，属于“力量”这个项目，意思是与地心引力是否相抗衡所产生的重力状态。最后，这两个人一位是专心一致向前冲，另一位是使劲儿推着行李箱走，在情绪上都是比较紧张的，也都无法轻松自在地轻快行进，想溜到哪就溜到哪，身体动作因此受到限制，也就是受到“束缚”的，这是“流动”项目的两种特点之一。

下列表格整理出劲的各个项目，即身体与空间、力量、时间、流动的互动关系，其在身体动作中呈现出个体内在情绪的状态。

在表中，您可以看到凡是正向的情绪（如喜和乐），在空间项目中，身体都处于中或高的水平；在时间项目中，动作的速度是中等或快的速度，动作的发生可能是持续的（喜）或突然的（乐）；在流动项目中，因心无阻碍、感觉欢喜，身体动作就呈现出自由的流动；接着在力量项目中，动作的力量则或轻（喜）或重（乐）。反之，在负向情绪（如怒与哀）中，空间项目里身体是处于中或低的水平；在时间项目中，动作的速度或快且突

劲与情绪对照表

情绪	劲			
	空间	时间	流动	力量
喜	身体呈中高水平、视线单一或多焦点（如得意洋洋），两者皆有可能	中等至快的速度、持续性、轻柔的韵律	自由的	较轻与放松的力量
怒	身体呈中水平、视线较可能为单一焦点（如怒目相视）、向着前方、尖锐的形状（如伸出手指头指着对方）	快的速度、突然的	束缚的	较强与紧张的力量
哀	身体呈内缩或下垂的姿态且为中低水平、视线单一或多焦点	慢的速度、持续性、沉重的韵律	束缚的	轻强与紧张的力量（如抱拳哭号），但亦可能是轻的力量（如幽幽地暗自流泪）、有可能出现中断的力量（如抽泣）
乐	身体向外扩张且呈高水平、视线多焦点、可能会上下左右四处跳跃	快的速度、较突然、偏轻快或动感的节奏（如拍手、跳来跳去、大笑）	自由的	轻或重的力量，也可能出现刹那间的力量（如忽然跳起来）

然（怒），或慢且持续（哀）；在流动项目中，由于当事人的内心因生气或难过而纠结、紧绷，身体动作受到影响而较为束缚；最后在力量项目中，动作的力量大多是比较强而紧的。

接下来，让我们将此表对照实际生活中的状况。记得在几年前，我受邀带领一个亲子团体，因为我到得比较早，所以在团体活动开始前就已经和大多数的成员打了照面。我看到他们大多以家庭为单位聚成一个个小团体，有些家长频频叮嘱孩子，另一些家长则和孩子有说有笑。等到团体活动开始之后，我发现有一位刚刚在教室角落和妈妈愉快聊天的小女孩，此刻却低着头看地上，在团体成员轮流说自己的名字时也不太敢开口，需要身旁妈妈的鼓励、陪伴才小声地说出话来。

我们现在来探讨身体动作与心情变化的关联。在团体活动之前，小女孩心情愉悦地和妈妈聊了起来，她的脸上带着笑容，整个体态很轻盈，上半身会朝妈妈的方向前倾，略为上扬，也时而出现一些手势，动作的速度和力道为中等、自由的流动。后来进了团体活动，面对许多陌生人，原本笑盈盈的小女孩因为有些怕生而低着头，上半身较为内缩、下垂，身体变得比较紧绷、束缚，手势也不见了，这就是情绪转换经过身体动作而彰显的实例。

人与人之间的沟通，语言文字的传送与接收只占了一小部分，单凭口语表达或书面文字，尚不足以全盘涵盖所谓的沟通技巧。如果我们知道如何观察他人各式各样的身体动作及姿态，就更可以理解这些动作与姿态背后的行为语言。无论是成人、青少年及儿童，人们在各种情绪状态下都会表现出某种程度的身体语言（或许因人而异），也可能会有些惯性动作和表情，这些都是我们自身的动作语录，也是表达内心情感的重要渠道。因此，家长平时可以通过观察和互动去熟悉孩子的身体语录，这样即便孩子嘴里不说，在他们的情绪有所变化时，家长也可以通过对肢体语言的掌握，找出孩子心情故事中的转折与起伏。

第 1 章

犀利孩子的 N 个诡计

“老师，我问你哦……”“爸爸陪我……”话说个不停或总想吸引别人注意的孩子，其实并不是在故意找麻烦，而是内心有一处需要被大人关注的角落。

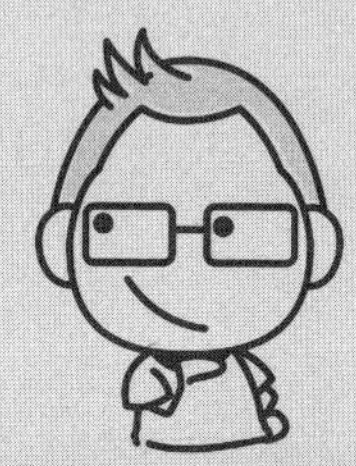

一、在家有话说不得，来到学校说不停

学生爱说话，老师怎么办

在学校任教的老师，经常烦恼该怎么处理学生的爱讲话问题，是该好言相劝、严辞提醒，还是罚写罚站甚至叫学生离开教室？

一位在台湾地区桃园县公立小学任教的廖老师，在某一期的《中文日报》上分享自己亲眼目睹的“防堵多话”怪招。她写道：有天去一个班级教课，忽然看见一位平常很爱讲话的学生戴起了口罩，本来还纳闷这位学生是不是生病了，岂知他的同学竟不约而同表示，因为他上课太爱讲话，班主任老师就罚他戴口罩。这还不要紧，口罩上居然还写上了“大嘴巴”三个字，非常显眼，让廖老师看得触目惊心，立即要求这位学生赶紧取下口罩，并告知上课时保持安静就好。

上课时讲个没完的学生，确实会干扰教学和影响其他人的学习。如果您是这位多话学生的班主任老师，会采取何种对策？另外，如果您是这位同学，戴上了写着大嘴巴的口罩，会作何感想？爱说话的学生，真的是蓄意捣蛋，还是多话的背后另有原因？

我是爱打听，想要问到底

有一年的暑假，我应一所学校之邀带领成长团体，团体成员都是学校的学生，年龄从小学四年级到初中三年级不等，一共十多位孩子。在第一次的团体活动开始之前，我照例提早到场先和

与我联系的老师聊聊，熟悉环境和了解这些孩子的概况，顺便浏览成员名单。放眼望去，我看到这群孩子在宽敞明亮、铺着拼图地板的空调教室中互相追逐奔跑，有些人则吃着老师为他们准备的小点心。从孩子们的互动中看得出来有些人是彼此熟悉的，少数几位孩子则显得有点儿怯生生。

因为这一天是我和孩子们初次相见，按照惯例我先简要说明一下团体活动流程和自我介绍，然后再请大家轮流简短地介绍自己。当学校老师把孩子们集合起来之后，我请大家围成一个大圆圈坐下来，接着就欢迎大家来到团体和说明团体活动规范。讲完之后，我用很短的时间向整个团体介绍自己，包括姓名、工作和兴趣爱好，还提到家中养了两只可爱的猫咪（动物的话题有时候很吸引孩子）。说完之后，我问大家还有没有人想知道些什么，可以利用一分钟的时间发问，并且表示待会每个人自我介绍完之后，其他人也都可以在一分钟内提问。

这时，只见大家你看着我、我看着你，似乎都有些腼腆。过了一会儿，一位开朗的女生，问起了我家的猫咪是什么颜色，另一位小男生问我“住在附近吗”，等我一一回答之后，又是一阵短暂的沉默，然后有另一位女生发问：“老师，我问你哦，你是什么星座？”回答之后，我问还有没有人想把握时间再问一两个问题，眼见无人响应，她马上接着问了第二个问题：“老师，那你的血型呢？”我回答完毕之后，还没来得及完成一次呼吸，她立刻又问了第三、第四、第五个问题，而且都是比较私人的问题。

对于关乎个人隐私的问题，我通常会斟酌回应，于是我就这么一边回答，一边观察团体中其他孩子，发现有几位孩子的脸色已经透露出了一丝丝的不耐烦。这时早已超过一分钟的提问时间，我很想打断这位女孩的提问，毕竟这个团体并不是只有我和她一位成员，但是我却又担心处理不好会伤到她的心，阻碍彼此关系的建立，而且我发现真的很难让她停下来。后来我终于抓住一个空当，于是赶紧跟大家说因为除了我之外，其他人都还没自我介绍，所以我的部分就到此为止，这下子才得以让孩子们开始轮流介绍自己。

老师，我真的有话要说

一位叫恰恰的女生当时刚升初中，她最大的兴趣和拿手绝活是扯铃（抖空竹），还参加了扯铃校队，下课后常留在学校练习，参加过比赛，这个团体中也只有她会扯铃。因为她亟欲发言、呼吸急促，而且上半身习惯往前倾，让我感觉她似乎想引起带领者的注意，却也带着些许的紧张，但我并不想让她和我的互动成为团体的焦点，因此在她介绍完毕之后，就顺水推舟地邀请她下次不妨把扯铃带来，让大家有机会欣赏她的扯铃功力，她也答应了。在接下来的活动接近尾声时，我再次请大家围成圆圈坐下来分享感受，当有人发言之后我响应时，她又开始隔三差五地发言："老师，我跟你说……"后来全场几乎都是她在发表感想。我瞥见有人想举手，但是见她仍说个不停，只好作罢。

于是，我一边仔细地聆听、响应，一边努力再趁着极短暂的空当邀请刚才想举手的孩子们发言，好让每位想发言的成员都有机会。休息时间之后的分组活动，恰恰也非常主动表示自愿当组长，而且很快就召集好自己的组员，但我隐隐感觉另一组的组长和一两位组员似乎对她有些不满，在活动中常找机会针对她做出一些无伤大雅，但是看得出来有些刻意的举动。于是我也特别注意他们彼此之间的互动，在必要时尽量不着痕迹地把潜在的冲突触发点转化为让团体活动可以继续进行下去的互动模式。

团体中的小小风暴

在第二次团体活动中，我注意到恰恰其实和大部分团体成员的关系都还不错，在活动开始前常常一起聊天，交换欣赏彼此收藏的小东西或跑跳追逐，而在团体活动当中，除了有时发言还是过于踊跃，偶尔和身边的同伴聊了起来之外，她并没有其他特殊举动。不过，这个团体中年龄最大的孩子，也就是上周另一组的组长，好像真的看恰恰不顺眼，常在她发言时和身边的好朋友使眼色、做表情和窃窃私语，我和助教就不时朝他们的方向微笑，他们也大多能够发觉和停下来。

后来在分组活动时，恰恰和另一组的人之间有了些误会，我眼看她的表情变了，于是将活动暂停，请大家围成圆圈坐下来厘清状况。贴心的助教在此过程中一直在恰恰身边陪伴着她，而我除了听取各方发言之外，也同时注意她的身体语言。她说话的声音变得比较大，脸部表情很委屈，也带些愤怒，习惯前倾的上半身此刻却略为内缩，两只手互相搓着另一只手的手指头，而且一度抽起一块拼图地板使劲儿拧了起来，这显示她的情绪达到了一定的强度，言语已不足以全然表达了。助教点出她懂得调整自己的情绪（总比拿东西攻击别人好），我也继续协助双方厘清。后来，那位最大的孩子由于家庭因素没再来，我感觉恰恰的心情似乎也跟着放松了些，但我还是觉得她有很多东西闷在心里，需要一个疏通的渠道。

在家有话说不得，来到学校说不停

在第四次团体活动开始前，我正好在教室靠墙的一张桌子旁整理当天的活动用具，准备音乐，而恰恰刚好在附近，于是我就找她聊了一下，也才了解她为何那么爱在团体中发言、引起他人注意。原来她是家中的老大，但父母都忙于工作，而且工作时间很长，所以她经常都得起个大早带着弟弟妹妹走到外婆家，由外公外婆来照顾他们。她告诉我，弟弟妹妹都还小，外公外婆也常待在自己的房间里休息，所以没什么人可以和她聊天，通常都只能看书看电视打发时间。

恰恰停顿片刻之后继续说道，每当弟妹哭闹时，外公外婆一定不由分说直接怪她没有照顾好弟妹，原本她还想解释，但总是被严厉地阻止，甚至可能招来更多的责骂。若弟妹哭闹时，她正好躺在床上睡午觉，也一定立刻被拉起来训一顿。所以，即便心中感到不平，她后来干脆就不再解释了，反正多说无益，不出声至少可以少挨点儿骂。我问恰恰对于这样的状况有什么感觉，只见她耸耸肩。后来有其他成员找她玩，她就跑过去玩耍了。我看着恰恰和同伴们高兴地追逐着，但在我心中挥之不去的，却是她前一分钟那个无奈的神情。

又过了一周。第五次团体活动开始前，我一进教室就看到恰恰在专心玩扯铃，有些孩子也好奇地凑过去看，偶尔会问些问题，她就一边扯铃一边回答，扯铃因此时而掉落到绳子之外，但她只是提醒他们可以站稍微远一点，然后就把扯铃捡回来放在绳子上继续玩。她扯铃的技巧很是了得，高抛和花式都做得来，即便有小小失误也困扰不了她。看着恰恰脸上专注的神情，我深深感觉到扯铃带给她的快乐和自信，也让她获得了平日在家中极度缺乏的关注。几分钟之后，我宣布活动要开始了，恰恰依然玩着她的扯铃，我走过去提醒她，她就说：“老师，等一下，等一下下就好。”过了一会儿，扯铃又掉到地上，恰恰就弯腰把它捡起来，我立刻接口：“孩子们，恰恰刚才扯铃是不是很厉害？”“是。”大多数的孩子回答。“那我们来给她鼓鼓掌！”恰恰在掌声中向大家敬礼道谢，笑得好灿烂。

感觉被接纳

第六次团体活动出了些小状况，不是团体成员又起了冲突，而是教室的 CD 播放机不知怎的罢工了，无论把什么光盘放进去，包括之前可以播放的光盘，它就是不播。学校老师和我试了好几次，结果都一样，我只好在一开始的团体活动热身时告诉大家 CD 播放机今天休假。在舞蹈与动作治疗中，音乐未必是必需的，而且音乐的来源也不只有光盘这一途径，于是我鼓励大家想想看可以如何产生音乐。向来主动的恰恰马上回答：“我们来唱歌！”后来大家讨论出一首歌曲，我就问有没有谁想带大家唱，只有恰恰自告奋勇。我又问了一次，还是只有恰恰，于是我就请她领唱，大家就这么围成圆圈手拉手又唱又跳，我感到团体此刻的同步性和凝聚力比放 CD 的时候还高。

随着团体活动一次又一次地进行，我发觉恰恰已经不像当初那样老是想引起我的注意，一来是她和其他团体成员越来越熟悉，二来则是她在团体中得到了内心所企盼的关注，感觉到自己被接纳甚至被称赞，就不必再为了吸引他人的目光而费力地说个不停，呼吸相较于之前渐趋平缓，她也逐渐能把注意力集中在当下进行的活动和互动的同伴上。当我们最后一次相聚时，恰恰和另外两个孩子同时获颁全勤奖，得到了奖状和一份小礼物，还轮流单独与我合照。我后来收到学校老师寄来的照片，看到照片中的恰恰笑得好开心，我也非常高兴。

【为您支招】

——用关心理解孩子的真心

恰恰无论在自己家中或外婆家，都无法得到足够的关注，不是被交代要照顾弟妹，就是因为弟妹哭闹而挨骂，却没有人问过她的内心感受，或试着了解弟妹哭闹的原因。其实，在缺乏陪伴与关注的亲子关系中成长的孩子，很可能会在家中或家庭之外的环境以各种方式引起大人的注意，轻则如恰恰般以密集的发言来获取老师的关注，重则在课堂上捣蛋，甚至出现重大偏差行为，闹到学校要请家长出面沟通的地步。孩子真是存心找碴吗？若不如此，又怎能引起父母的注意呢？

孩子在长期无人照顾的情况之下，有可能逐渐失去对大人的信任，而选择依附势强力大的同伴，以确保自身的群体认同感或避免受欺负。另外，孩子若长期缺乏关怀，也比较不容易有优秀的学业表现。若遇到只重视学业成绩的家长和老师，就很容易遭到忽略或责骂，久而久之就越来越没自信，人际关系也会受到一定程度的影响。

其实，家长与孩子的相处，重质不重量。现代父母大多很忙，但仍可设法安排高质量的亲子共处时光。

善用忙碌中的片刻，例如在接送孩子或用餐时和他们聊聊天，就算只有十分钟也无妨。父母可先跟孩子聊聊今天上下班途中或工作上遇到什么新鲜事，让孩子感到能和你交心，接着引导孩子也说说自己的感受并专心聆听。

◎和孩子沟通时，请考虑到他们的身高，稍微弯下腰、甚至蹲下来和他们说话，让他们看到您的脸，不但更加可亲，也可避免父母居高临下的权威姿态。另外，切勿一边做事一边听孩子说话，因为这会让孩子纳闷到底是他们重要，还是父母手边的事情更重要。

◎孩子有时或许会发发牢骚，家长要仔细聆听，并以简单的问句引导孩子说出更多细节和内心感受。当孩子做错时，要对孩子解释原因，也可反问“如果别人这样对你，你会怎么办？”以此来引发孩子换位思考，而非一味指责。

◎注意孩子的语气、表情和动作是否异于平常，如果是，可先描述孩子的外在表现，再进行关心。例如，“你刚才说话都在皱眉头！怎么了？”如果孩子不愿说也无须勉强，可以先行安抚，然后告诉孩子等到觉得能说时再说。

◎对于长期缺乏关注的孩子，关系的修复所需时间较长，家长也需要更有耐心。这时无需刻意讨好孩子，因为对待方式的强烈落差反而会让孩子更困惑。父母可先把自己疏于照顾的原因和自身感觉诚实地告诉孩子、表达歉意，并询问孩子的感受，接着在双方的作息中找出有交集的时段，好安排亲子共处的时光。先不用着急做什么，因为亲子都需要时间再度熟悉彼此的陪伴，而且父母在这段时间一定要避开外界的干扰（如手机来电）。当孩子感受到父母的全心全意，接下来的互动就会有好的开始。

◎父母以心相待，会让孩子感受到亲情的温暖和全心全意的照顾，心中的安全感油然而生，情绪因此会比较稳定，也不容易出现令人困扰的言行举止。当孩子在家中得到了足够的关注，也就不用另谋他途在别处吸引他人的目光，更能够带着满满的关怀迈向成长之路。

二、缺乏安全感的孩子，容易打翻醋坛子

我不要上学啦

凯凯是个活泼外向、喜欢画画的小男孩，目前就读幼儿园大班。有天下午放学之后，凯凯并没有和以往一样与几位住在附近的同学结伴走路回家，而是孤零零地自己走回家。到了家门口，凯凯按下电铃，过了一会儿凯凯的妈妈就来开门。

“凯凯，你回来啦？”妈妈高兴地说。

“嗯。”凯凯面无表情地回答，换上拖鞋就直接往房间的方向走。

“凯凯，你怎么了？”妈妈见到平日笑口常开的凯凯，放学回来怎么变得如此无精打采，于是关心地询问。这时，凯凯只是

一言不发地走进自己的房间。

“凯凯，你不开心吗？怎么都不回答呢？”妈妈继续问着。

“我再也不要上学了。”凯凯忽然大声地说着，把书包往床上用力一丢。平日活蹦乱跳的孩子，此刻却坐在床边低着头嘟着嘴生闷气。

“为什么？你不是很喜欢到学校，也很爱跟同学玩吗？怎么不想上学了呢？”妈妈真的被弄糊涂了。

“大家都说我很会画画，那老师为什么要把琪琪的画贴在走廊最前面，把我的画贴在那么后面？她画得一点也不好！”凯凯非常不高兴。琪琪和凯凯是同班同学也是邻居，两个孩子常在一起玩。

“你是因为这件事不开心啊，但是琪琪不是你的好朋友吗？你以前从来不会这么说她呀！她来我们家玩，你们还会一起画画，而且她真的画得不错，你们也都参加过绘画比赛啊！”妈妈继续说道。

“哼，她哪有多好。”凯凯还是很不服气，“为什么要把她的画贴在那里？我明明画得很好，为什么我的画贴在后面？”他依然重复着内心的不满。“我不要上学啦。”

见不得别人好，真的只是因为不服气

凯凯闹情绪不想上学，并不是因为被老师责备或听不懂老师上课的内容，也不是学业表现不佳或被同学欺负，而是见不得同学琪琪的画是贴在走廊上最醒目之处，自己的画却是在不那么显眼的地方。原来，凯凯吃醋了。他觉得自己很会画画，也画得很好，作品理当被摆在最有利的位置，让大家一眼就看到，但是他的嫉妒心却让自己不但批评了自己的好朋友，甚至让自己不想再上学。

以成人的眼光来看，这可能只是芝麻绿豆大的小事，就为了一幅画的位置而闹到不想上学，未免太小题大做了吧。然而，对于就读大班、喜欢画画、人生经验又非常有限的凯凯来说，这可是一件大事，严重到足以让他不想再回到幼儿园。事情真的有这么严重吗？

根据瑞士心理学家皮亚杰所提出的认知发展理论，凯凯目前是处于运思预备阶段，也就是两岁到七岁的阶段。这个阶段的孩子，开始运用语言、文字和较为抽象的图形来进行思考和表达，而他们的思考方式是以自我为中心，站在自己的立场去观看、理解周围的人和事物。也正因为他们还不懂得设身处地、将心比心，所以并不会站在别人的立场来思考与设想，反而会假设他人和自己拥有相同的想法，无论这位他人是成人或是另一个孩子。比方说，一个很爱吃冰淇淋的小孩，可能就很难理解为什么会有小朋友不喜欢吃冰淇淋。

再者，因为处于这个阶段的孩子是以自身的感受和观点来看这个世界，所以他们并不清楚由自己的情绪、想法所引发的行为会导致什么样的后果，以及这些行为和后果会给别人带来什么样的影响。就像凯凯不想上学，是因为他觉得自己的才华没有受到应有的肯定和重视，但是年仅六岁的他，还无法顾及自己不上学会让父母和老师担心，会让同学疑惑，也会对自己的学习造成负面影响。

正值运思预备阶段的孩子，经常以自我中心的方式来看待、处理事情，但孩子是会长大的。如果孩子大了，依然很容易嫉妒别人好，这又是什么原因呢？是孩子本身的个性就比较小心眼，或者是和家庭教育有关？

缺乏安全感的孩子，容易打翻醋坛子

见不得别人比自己好，基本上就是嫉妒的心态，这是一种对他人产生愤怒和敌意的心理反应。当父母把注意力转移到别的孩子身上，或者称赞别的孩子时，也容易让自己的孩子感到嫉妒。像前述的例子，当妈妈开始赞赏琪琪真的画得不错时，凯凯的反应就很不以为然。在这个例子中，妈妈有提到他们都参加过绘画比赛，并非只是一味赞赏琪琪，也没有把这两个孩子拿来做比较，但是在现实生活中，有些家长很习惯将孩子们比来比去，不但让孩子往来奔波于各种不同的才艺班以提高各项技能，部分家长和老师也经常拿别人的孩子或学生和自己的比，以此督促孩子精益求精，一定要比别人更好。

其实，父母和师长基于鼓励孩子的心，以好的榜样作为激励手法，是无可厚非的。不过，若只是忙着称赞别人的孩子，而忽略了自己孩子心中的感受和曾付出的努力，甚至以他人的优秀来指责孩子不够认真、不够好，长久下来会对孩子造成若干负面的影响。

过度频繁或不当的比较，很容易让孩子觉得自己怎么努力似乎都没有用，反正无论我怎么进步，总是达不到一次比一次还更高的标准，那我干吗那么累呢？而且，这样也会让孩子误以为自己已得不到父母师长的关爱，因而对自己越来越没信心，丧失奋发向上的动力，久而久之会导致行为退缩、心理封闭和缺乏安全感，个性也越来越孤立。

当儿童缺乏安全感，担心不再有人喜欢自己，或是觉得自己受到了不平等的对待时，就很容易启动“嫉妒”这个本能的心理防御机制；而由于每个孩子的性格都不相同，出于嫉妒而产生的行为也会五花八门。有些孩子会因为失去自信而放弃努力，另一些孩子则会化嫉妒为力量，让自己长期处于比较和竞争的备战状态中，一旦发现有人比自己更厉害，就很容易开始讨厌对方，视对方为敌，并且想尽一切办法超越对方，甚至开始中伤对方。

有一位妈妈，就曾在网上的亲子讨论区讨论，她担心若自己的孩子念到重点班，会变得越来越骄傲、得失心越来越重，成为只会念书、考试而见不得别人比自己好的学生。她本人就曾看见一个小学二年级的学生，因为嫉妒成绩比较好的同学，而造谣说对方的坏话，以满足自己的嫉妒心。

再者，这样的孩子正因为太专注于装备自己、超越他人，会渐渐变得自私自利，不再关心周围的人和事物，反而回到了前述以自我为中心的运思预备阶段，自身的心理发展因而不进反退。此时，若父母不加以警觉、适时开导，反而持续强化竞争和比较的氛围，就很容易培养出心胸狭窄、患得患失、缺乏同理心（指将心比心，设身处地去感受和体谅别人）、无法面对和接受失败的孩子，对于孩子的人际关系和挫折容忍度皆会带来严重的损害。

我们是一家人，但也会互相嫉妒

除了同伴之间的嫉妒之外，孩子的嫉妒心经常会由手足之间的相处反映出来。例如当已经有孩子的家中出现了新生儿，父母的注意力很自然地会转移到小宝宝身上，关心他是否吃饱了、喝足了、衣服有没有穿够等。在全心全意照顾新生小宝贝的同时，父母是否注意到，小宝宝的姐姐或哥哥，也正在一旁渴望着关爱？

当孩子成为另一个孩子的哥哥姐姐时，会忽然发觉自己再也不是父母唯一的焦点，只见爸爸妈妈经常哄着、抱着小宝宝喝奶、睡觉，也忙着帮小宝宝换尿布，自己却被冷落在一旁，等小宝宝大了一点之后，自己的玩具还得分给他玩。这时，身为哥哥姐姐的孩子会感到有些茫然：父母为什么不像以前那么爱自己了呢？是我做错了什么事情吗？小小的脑袋想着想着，反正无论如何，这一切都是那位新来的闯入者所引起的，因此就会开始感到心理不平衡，产生嫉妒心。

我曾经在网络上看到一位妈妈的文章，里面提到自己的儿子因为觉得刚出生几个月的妹妹抢走了父母对自己的关怀，顿时感觉自己失宠了，竟然趁妈妈不在房间时拍打躺在床上的妹妹，把妹妹给弄哭了。还好这位妈妈在了解事情的原委之后，非但没有责怪儿子，反而好声好气地开导他，并且表示妈妈还是爱他的，只是妹妹还太小，需要多一些的照顾，如果他愿意的话，也可以帮忙一起照顾妹妹，儿子才知道自己这么做是不对的。

当孩子认为自己获得关爱的地位遭到掠夺时，就很容易用言行举止来表达心中的醋劲和不满。除了借欺负对方泄愤之外，孩子也可能会制造出各种状况来赢回父母的心，如爱争辩，用夸张的语气、用词、表情和姿势和别人沟通，以及调皮捣蛋、叛逆、装病、拒食或厌学等，甚至出现例如吃手、尿床等退化性的行为，无非就是为了制造事件引起父母的注意。

【为您支招】

——孩子的安全感，需要父母来建立

安全感是儿童进行人际交往和建立信任关系的基础，孩子一旦拥有安全感，就会愿意认识他人、与他人接近，逐步建立彼此的友谊和信任，这样就会愿意认识更多人，无形之中就提升了社会技能。

反之，如果孩子本身缺乏安全感，就很难对周围的人和事物产生信任，与人交往的意愿也会降低，很容易退缩到自己的世界里；或是走向另一极端，以高度防御甚至蓄意中伤他人的举动，来掩饰内心的不满和失落。另一方面，若孩子的安全感在与人建立关系的过程中遭受破坏，例如父母的责骂或比较让孩子误以为自己不再被爱，也会影响他们交朋友的意愿。

要如何建立孩子的安全感、化解孩子的嫉妒心？事实上，父母只要多加留意自己对待孩子的态度和言行，就可以让孩子感受到满满的关爱，不再用嫉妒来宣泄情绪。

◎一天到晚都和孩子在一起，这样孩子总该有足够的安全感了吧？其实不尽然。如果父母和孩子在一起时，对于孩子所说的话和所做的事听而不闻、视而不见或应付了事，孩子会觉得父母好像不怎么愿意关心自己，日子久了，关系就疏远了。因此，和孩子的相处，讲求的是专注，必须让孩子感受到您的温暖和全心全意。

◎父母以好的榜样来鼓励孩子努力向上，是人之常情，但是在赞许别人的好能力、好表现时，也应该想想自己的孩子有哪些长处，做了哪些努力，从 90 分到 100 分是进步，从 80 分到 81 分也是进步。每个孩子的兴趣、特质、环境和可运用的资源都不尽相同，要以孩子本身的条件为基础来激励，而不是把自己心目中的标准或别人的表现硬套在孩子身上。

◎当孩子出现嫉妒他人的言语或行动时，父母宜避免批评、责骂、挖苦或讪笑，应该先静下心来倾听孩子内心的感受，了解事情的原委，同时让孩子明白失败也是人生的一部分。有一位长辈就曾经和我分享她的成功经验，告诉我她在大学毕业后没有通过留学考试，因此留在台湾工作，由于本身的努力，在公司从基层员工爬升到高级主管，后来还创立了自己的公司。如果这位长辈当年因为考试成绩未达标准而灰心丧气，是很难获得今日的成就的。因此，父母可以通过分享人生经验，让孩子知道生命中必有挫折，更可以化挫折为动力。

◎站在孩子的立场，体谅孩子的感受和行为。孩子毕竟还小，人生经验很有限，即便身为哥哥姐姐，也不时会出现成人眼中看似小题大做的情绪反应。父母要了解孩子本身的局限，无需要求他们在任何情况下都要无条件地礼让弟妹，更应避免弟妹一有哭闹就责怪他们，过度的要求和没来由的谴责只会适得其反。若孩子仍处于自我中心的阶段，或其口语表达有限时，请体谅及接纳他们的反应和情绪感受，并抽空与他们个别相处。

◎照顾新生儿是很花时间和心力的工作，不妨请大孩子担任好帮手，协助您照顾小宝宝。每个孩子都是家中的一分子，父母可以依照孩子的年龄、喜好和能力邀请他们一起照顾小宝宝，即便只是递个手帕或奶嘴，都可以一定程度地减轻成人照顾者的负担，同时建立孩子的归属感、成就感和协助家务的概念。此时，父母可以适时给予赞美，感谢和肯定孩子的能力，不但能化嫉妒心为荣誉感，更能增加彼此相处的时间与情感交流的质量，让孩子不再感觉自己被冷落或失去父母关爱的眼神。

三、故意搞破坏，其实是需要您的爱

孩子爱欺负人，该怎么办

丁零零，客厅的电话铃响了。在书房里用电脑的小宣爸爸在电话铃响了好一会儿之后，才赶紧跑出来接电话。“喂，您好。”小宣爸爸是自由职业者，在工作多年之后成为独立接案的专业人士，小宣妈妈则是上班族。在订单多的时候，小宣爸爸经常在电脑前从早上待到半夜凌晨，只有在吃饭、喝水和上厕所时才会踏出房门。

“您好，请问是小宣爸爸吗？我是彭老师。”电话那头传来小宣班主任老师的声音。

“哦，是彭老师啊，彭老师好！小宣又有什么事了吗？”小宣爸爸问。彭老师最近常常打电话来，让小宣爸爸不得不在心中揣测，小宣是不是又在学校做了什么坏事。

“小宣爸爸，是这样的。刚才有小朋友跑来跟我说，小宣又在欺负别的同学了。”彭老师说。小宣是小学四年级的学生，最近隔三差五在班上推或打其他同学，也经常和同学发生口角，大家都开始对他很反感。

“又……欺负同学了？”小宣爸爸的预感真的很灵。

“是啊。小宣还骂脏话，把一位同学弄哭了。”彭老师继续说着。

“这孩子怎么又来了！”小宣爸爸忍不住数落起自己的孩子，“我和他妈妈已经警告过他很多遍，不要再欺负别人，他怎么还是不听！”

“小宣爸爸，小宣在这个礼拜已经有好几次都这样，我也有告诉他不要再说脏话和欺负同学，也要他向同学道歉。不过，还是请小宣爸爸多注意一下，提醒他不要再犯了哦。”彭老师说道。

“嗯……哦，好。真不好意思，又给老师添麻烦了。”小宣爸爸有些尴尬地回答，“我有空会再管管他的。老师谢谢啊！”挂上电话的小宣爸爸，脑海中浮现一幕幕自己和太太告诫小宣的画面，他实在不明白原本既乖巧又得人缘的儿子，怎么会变成班上的捣蛋鬼。

孩子易受日常环境的影响

孩子周围的人、事、物无一不影响着孩子的一言一行。因此，若要探究孩子特殊的言行举止背后的成因，就需要先检视孩子所处的环境。什么是环境？根据国际环境教育界近年来对于环境所提出的新定义，个人以外的一切都可称之为环境，而我们每一个人也都是他人环境的组成部分。孩子们最常出入的环境，不外乎家庭和学校，可能也包括亲友、邻居家和托管班、才艺班。现在，让我们一起检视孩子所处的各种环境。

以小宣的状况为例，他原本是个乖巧的孩子，人缘也很好，但是却因为言（说脏话）行（用推、打等方式欺负同学）的转变而成为班上的头痛人物。小宣真的是因为喜欢欺负同学而欺负同学？或者讲脏话、欺负同学只是他想达到某种目标的途径？一般而言，以我接触过的孩子来说，如果一个孩子有说脏话、动粗的习惯，十之八九是因为他身边的人做了坏榜样，或者是看太多充斥着不雅言词和不当行为的电视节目。

换句话说，如果孩子所处的环境中有爱说脏话的人，而这个人和孩子的关系又不错，比方说是父母、孩子喜爱的亲戚、好同学或好朋友，或者是因为电视电影或书籍文章中的某个角色让孩子产生了好奇心或认同感，但是该角色却是个爱说脏话的人，孩子就极可能在无意间有样学样地出口成“脏”，并且模仿一些不恰当的行为举止。

有位妈妈就曾经表示，她有个念小学低年级的孩子，很听话也很活泼开朗，遇到人多的时候就容易兴奋，而且只要有好吃好玩的他都很乐于参与。有一天，学校老师告诉她，她的孩子和班上另一位同学共同欺负别人，从那时候开始，她就常听到老师反映她的孩子依旧和那个同学玩在一起，结伴调皮捣蛋，欺负同学。

老师在学校时常告诫两个孩子不要再犯，并且致电双方家长沟通和了解孩子在家中的情况，这位妈妈也有采取如禁看电视等处罚方式，但孩子依然故我，而且她也发现孩子变得比较浮躁，不时出现丢东西、用力跺脚等举动。后来那位同学搬家转学，孩子的状况才逐渐改善，可见交友质量也会影响到孩子的言行，尤其现在很多家庭都是独生子女。若独生子女未获得父母足够的关注，就极可能向外寻求陪伴及认同。如果交到思想、言行端正的朋友倒还好，若遇到坏朋友就很容易被带坏。

当乖孩子变成小捣蛋

除了上述因素之外，亲子之间的相处也是重要的考虑点。我有个朋友，她的先生长期在外地工作，而她自己又是职业妇女，有一段时间公司的业务十分繁忙，她必须常常加班，必要时得让孩子在托管班里待久一点。等到好不容易下班接了孩子、买完晚餐回到家，这位朋友在饭后又习惯进书房打开电脑处理公务，让孩子自己在客厅玩玩具或看电视，而孩子也都很听话，大多时候都愿意乖乖地自己玩。过了一阵子，这位朋友发现家中橱子里的东西常常被翻出来散落一地，让她不得不多花时间把东西整理好。一问之下，这正是孩子的“杰作”。

我的朋友原本很生气，因为每次当她告诉孩子不要再弄乱东西时，孩子都说好，但是等到下次却又犯了，让她觉得孩子简直就是在成心搞破坏。直到有一天，她的先生休假回家，孩子兴高采烈地跑去和好久不见的爸爸一起玩。过了一会儿，手机铃声响起，孩子的爸就接通来电，因为讲得有点久，孩子就在旁边一直拉着爸爸的衣角，可是爸爸也只能不断地用手势告诉孩子“再等一下、再一下就好”，然后别过头去继续讲电话。

后来，孩子只得一边拉着爸爸的衣角，一边嘟哝地说：“爸爸陪我，陪我！”但是爸爸却仍然无法停止谈话。这时，只见孩子走到茶几旁边，把放在茶几上面的几本书刷的一声扫到地上，我朋友刚好从房间走出来就看到了。此刻，她才恍然大悟，开始把眼前的混乱、先生的反应、自己最近的忙碌和亲子互动的状况联系起来。原来，孩子是以“制造环境乱象”的方式来引起父母的注意。

另外，环境中各项因素的改变，也会对孩子的内心造成影响，而导致某些行为的产生。例如有些孩子从小学升到初中之后，因为学业比较繁重而造成心理压力，一时之间不知如何是好，于是就躲在不显眼的角落或自己的房间里暗自哭泣，或者变得沉默寡言，甚至脾气变得比较暴躁、缺乏耐心，还可能因为对学业失去信心而远离书本。这是因为孩子尚未掌握该如何应对压力，若家长和老师没有注意到这一点，就很可能误以为孩子故意荒废学业。

故意搞破坏，其实是需要您的爱

原本乖巧听话的孩子，忽然出现不按常理出牌的举动，一定会让父母感到困扰和疑惑。现代人普遍都很忙碌，即便是在家工作的自由职业者，一忙起来也是昏天黑地，因此就算是待在家里，也未必时时刻刻都能与孩子相处。以小宣的状况来看，若他不是因为学业遭遇困难或交了坏朋友而导致偏差行为，小宣的父母可能就得检视一下自己的工作时间和状态，是否在某种程度上压缩了与孩子共处的时光。

有时候，孩子为了吸引大人的注意，会做出一些挑衅或偏差行为，以获取内心所渴望的注目与关怀。比方说当爸妈看电视时，跑过来挡在电视屏幕前，如此一来父母就必须对孩子有所响应；如果哥哥姐姐打了弟妹，爸爸妈妈就会赶快过来，孩子就有可能学到用打人作为引起关注的手段。再者，孩子是通过观察、模仿来学习和理解周围的世界，如果孩子身边的人或习惯看的电视节目、书籍刊物中经常出现大声、无礼的语气、措辞和行为举止，日子一久，孩子在耳濡目染之下也会变成爱顶撞别人、没有礼貌，而且会觉得自己这么做是理所当然的。

再者，每个孩子先天的气质、性格都不一样。有些小孩天生就是内向文静的个性，另一些孩子则比较活泼好动爱讲话；有些孩子的反应比较没有那么敏捷，另一些孩子却有可能生性特别敏感，一点点风吹草动或者是小小的玩笑，都会在孩子身上引发强烈的反应。如同孩子的高矮胖瘦并没有绝对的好坏，孩子本身的个性与气质亦无优劣之分，父母一旦了解孩子的性格，就比较能够掌握与孩子互动的方式。

另外，如果孩子表现出具有攻击性的声音或动作，例如说话、走路、放东西都很大声，没来由地对别人做出打、推、捶、捏、踩、踢等伤害性举动，或者经常破坏周围的物品，这时候父母就要提高警觉，先观察孩子呈现这些行为的时间、地点、事件、情境和对象，也可以从孩子的老师、亲近的长辈、常玩在一起的同伴口中进一步了解孩子的各种表现，一步步地去探究、推敲，找出各种可能的成因。

【为您支招】

——只要您愿意陪伴，孩子就会乐开怀

只要是爱孩子的父母，一定很愿意安排时间和孩子在一起，听听他们说着学校的事情，参与他们喜欢玩的游戏，或者共同分享孩子爱吃的食物。通过这些陪伴，父母可以更了解孩子的身心感受、学业状况和人际交往，当孩子的言行出现变化时，也比较能够在较短的时间内找出行为背后的各种线索。

◎以小宣家的情况来看，如果夫妻俩想避免因为自己的忙碌而造成疏于照顾孩子的现象再度出现，他们可以彼此协调，找出双方都有空的时间一起陪伴孩子，或者是采取轮班制，在不同的时段都至少有一个人能够专心陪伴孩子。如此一来，小宣也会感受到父母的用心，体谅他们的辛劳，进而提升亲子共处的质量。

◎若不得已而造成自己与孩子相处时间的减少，除了再次查看和安排自己的时间之外，也可以采用非口语的方式进行双向沟通。比方说写张小卡片简要说明自己为何如此忙碌，并且表达对于孩子的关心；还可以随卡片附上孩子喜欢的小东西，例如卡通人物造型的小吊饰、一颗糖果、一块小饼干（请留意食品成分）等，更可以附上另一张可爱的小卡片或信纸，邀请孩子写或画出想要对您说的话，以及表达希望您用什么方式来陪伴他。

◎如果孩子出现比较具有攻击性的言语或举动，您在卡片上可以先口述孩子的动作，以及您自己对于其口语和非口语表达的感受，例如双手用力往外推、把东西重重地丢在地上、你很大声说这句话，让我听了觉得很……但请务必避免具批判意味的评论。孩子的感受是敏锐的，当他们看到和听见您确切反映出他当下的状态，就会明白您是在乎他的，而您也借此说出自己内心的感受，建立起与孩子交心的平台，更容易引导孩子表达自身的处境和心情。

◎上了初中的孩子，学业变得比较繁重，交友的层面也可能变得较为复杂，这些都会为孩子带来大大小小的压力。适度的压力可以激发学习动机和培养负责任的态度，但过大的压力却会对孩子的身心健康造成不良影响。如果父母平时就能够以乐观、开放的心态营造温馨幽默的家庭气氛，无形之中就塑造了鼓励孩子自我表达的环境。

◎父母对于孩子的想法要予以尊重，但也需要适当分析，因为孩子毕竟年纪还小、涉世未深，有些想法对他们自身未必有利。此外，要让孩子在用功之余也有轻松的休息时段，培养音乐欣赏和做运动的习惯，假日时更可以安排全家出游，带着孩子一起亲近大自然，心胸和眼界都会变得更为广阔。

◎如果孩子出现了下列状况且次数频繁，很可能就是偏差行为的前兆，家长需要好好留意，并与校方保持密切联系：破坏物品，过度的奇装异服，书包里放的都是和学习无关的物品，学校作业、通信本和成绩单都不给父母过目，时常迟到、早退或旷课，情绪不稳定、意志消沉，容易发怒和与人冲突，精神不振、昏昏欲睡，经常借故晚回家或外宿、常有不明人士相邀外出；要求增加零用钱或外出打工却不说明原因；涉足不当的场所，忽然增加很多东西却说是帮别人保管，做错事情总是找借口或推卸责任。

四、“恶人”先告状，原来是为自己平反

老师，有人骂我傻瓜

“老师，老师！”在教室外面的走廊上，小迪快速地奔跑着，想要追上走在前方很远处的老师。

“小迪，怎么啦？怎么跑那么快？”老师听到有人在叫自己，就停下来回头一看，只见小迪气喘吁吁地跟了上来。

“老……老师，我跟你说哦，”小迪上气不接下气地说着，“刚才有人骂我傻瓜！”

“谁骂你傻瓜？”老师不知道小迪到底在告谁的状。

“就是安安啊，还会有谁！”小迪举起左手指向后方一位靠在教室门边的女生，“她每次都骂我傻瓜，真讨厌！”

“是这样的吗？”老师虽然已经很习惯学生之间的互相告状，每次告状的原因也都五花八门，但依然耐心地了解情况，“那你告诉老师，刚才发生了什么事？”

“我哪有？”安安听到自己被告了一状，也不甘示弱地替自己辩驳，接着就走了过来，“老师不要听他乱讲，我哪有骂他！”

“你本来就有。”小迪转身反驳安安，接着回过头来继续对老师说，“我刚刚走出教室的时候差点跌倒，然后她就骂我傻瓜。”小迪十分理直气壮。

“是你自己想来撞我，没撞到反而差点跌倒，怎么能怪我！”安安也很不高兴，“老师，他恶人先告状。我又没有怎样，他就来撞我。”安安不吐不快。

“小迪，你刚才有去撞安安吗？”老师问道。

“人家哪有要撞她？”小迪矢口否认，“她就骂我是傻瓜。”

这下可为难了。“同学们，你们刚才有谁看到了？”老师只得请出目击证人，试图厘清状况。

您的孩子爱告状吗

您是否对于上述场景感到相当熟悉？

相信许多老师和家长都经常听到孩子告状，各种各样的申诉包括个人物品被拿走，有人嘲笑或欺负自己，别人讲话太大声或说脏话，东西分配不均，同学不守规矩、插队，还有路见不平帮别人告状等，似乎什么都可以拿来打小报告。面对这林林总总的理由，您知道孩子为什么爱告状吗？

我们在前一章提到，孩子因为年纪还小，身心尚处于发展中的状态，思想和认知也正在成形，人生经验又很有限，生活中的许多事件和状况，是他们无法完全理解和独自处理的。因此，在遇到超出自己能力范围的情况时，自然而然就会寻求成人的协助，父母和老师就是他们经常求助的对象。无论是身体受到伤害或心中受到委屈，这些成人就是他们的靠山，随时都可以找来替自己出一口气。

一般来说，6 岁以下的孩子虽然已经具备基本的语言表达能力，但是因为身心发展和处世、判断能力皆未完备，还没有办法妥善处理人际关系中的种种摩擦与纠纷，因此就会希望通过成人来协助自己解决问题。

当然，孩子之所以告状，未必都只是因为遭受外来的干扰或欺负。有的孩子因为自信心不足或是缺乏安全感，也很容易使出告状这招来引起成人的注意和关心，好证明自己的存在是很重要、值得关注的，就好比对着成人呼喊着“我在这里，来看看我吧”。再者，缺乏自信的孩子，也有可能由于内心或多或少的自卑感作祟，而需要通过博取成人的赞赏来肯定自己，建立自信心，因为一旦告了状，就更凸显自己是守规矩的乖孩子。相比之下，被自己告了状的人就实在是太可恶了。

复仇使者与正义天使

有时候，孩子告状的目的并非向成人讨救兵、请求他们出面帮自己摆平事情，而是让自己担任复仇任务的幕后首脑。换句话说，有些孩子会利用告状作为报复的手段，透过揭露和宣传其他孩子的不当言行，来达到激怒对方的效果，以完成为自己讨回公道的复仇目的。当成人对被告者进行责骂或处罚时，原告的心中就会升起一股极大的满足感，只因自己无须直接面对对方，而是让有力的第三者替自己达成任务。这些孩子仿佛站在一旁，双手交叉在胸前冷眼旁观，同时向对方宣告：“哼，现在就让你瞧瞧我的厉害！”

另外，有些孩子本身很有正义感，就算没被冒犯，也很习惯出面替别人打抱不平。这样的孩子犹如正义天使般，基于强烈的正义感及使命感，将自己视为“警长”，即便没有被赋予执法的任务，也会自告奋勇监督别的孩子，一旦发现违规状况就立刻向师长举报。不过，这样的孩子或许会得到父母师长的赞许，却因为本身并非正式的“风纪股长”，反而会被同伴视为爱管闲事、爱打小报告的人。

以负面表达换取正向感受

手足之间的相处，有和平时期，也有战争场面。当兄弟姐妹产生肢体冲突或有人受到委屈时，经常会是排行较小的孩子哭喊着：“爸爸，哥哥欺负我。”“妈妈，姐姐骂我。”如果前来了解状况的父母或主要照顾者，不分青红皂白就直接责怪排行较大的孩子，告状就很可能成为身为弟妹的孩子手中的利器，而这种情况也很容易导致大人的偏心和失衡。

除了伸张或实或虚的冤屈之外，手足之间也常有竞争的状态出现，无论是比乖巧、比聪明、比成绩、比才艺，几乎什么都可以拿来比一比，当然也包括比爸爸妈妈较为疼爱谁。兄弟姐妹为了相互竞争父母对自己的爱，有时候也会利用告状来制造对方的爱被扣分，另一方面也证明了父母对自己的爱已获得加分，总之自己就是比较得宠。如果手足之间原本就有嫉妒心存在，嫉妒者就会倾向以告状来替自己加分，而让对方一直被扣分，以平复自身的嫉妒心态。

恶人先告状，也是孩子常用的手法。有时候，孩子为了避免挨骂、被罚，减轻自身的过失或降低心中的罪恶感，即便始作俑者是自己，也非得抢在别人前面告上一状。也就是说，这些孩子会抢先将做错事情的矛头指向一起犯错甚至无辜的孩子，以先发制人的策略降低自己的责任比重，同时让自己喘口气，舒坦一下小小的心灵。

“恶人”先告状，原来是为自己平反

这让我想起一位朋友曾经告诉我的生活小插曲。这位当时念教育专业的儿时玩伴，因为想有多些机会接触孩子，所以经常自愿帮忙亲戚照顾小孩，也就是照顾自己的堂表弟妹。有一天，她来到她的阿姨家，当时阿姨和姨丈正要出远门，于是交代三个孩子要听表姐的话，也千叮咛万嘱咐自己的外甥女，一定不要让孩子们自己跑到阳台上去玩。

等到阿姨和姨丈出门之后，我朋友就和她的表弟妹们待在客厅，三个孩子在电视机和客厅桌子之间的空地玩拼图，他们的表姐则拿出自己的作业写了起来。过了一会儿，我朋友感觉肚子有些不适，于是告诉表弟妹要乖乖待在客厅玩，然后就去卫生间解决当务之急。她待在里面的时间有点久，等她终于出来之后回到客厅，只剩下最小的表弟在玩拼图。

“咦，怎么只剩下你在这里？”我朋友问道。

“嗯，他们应该在房间吧。”小表弟仍旧低着头玩拼图。

我朋友听了心中一惊，因为屋子里的每个房间外面都有阳台，虽然已经加装窗户，但阿姨还是担心孩子们会自己打开窗户，爬到窗户外的栏杆盆栽台上。她立刻跑进每个房间，而且在其中一间发现表弟表妹正准备打开房间的落地窗。

“不是说好不要自己到阳台上玩吗？”我朋友劈头就问。

“是他说要玩的。”最大的表妹抢先告状。

“才不是呢，是姐姐说要玩的。”表弟一脸无辜地回答。

“明明是你想要玩，我们才来的。”表妹坚持自己的说法。

“好了好了，刚才不是跟你们说要待在客厅吗？现在都回去吧。”因为一时之间也搞不清楚到底谁是谁非，我朋友就决定先把两人都带回客厅再说。

即便如此，我朋友还是很好奇到底是谁先说要去阳台。等到阿姨和姨丈回来之后，有一天她跟着妈妈和阿姨聚餐，两位家长聊起了自己的孩子，我朋友一问之下，才知道表妹和大表弟时常抢着告对方的状。因为他们有时会认为自己遭到父母的错怪，于是就拼命找机会制造事端，再来个恶人先告状，好为自己平反先前的冤屈。好在随着孩子年龄渐长，这种尔虞我诈就逐渐消失了。

【为您支招】

——家有告状儿，可以这么办

孩子的告状行为未必总是有百害而无一利，因为他们可在互相告发和争吵中，明白自己为什么引起他人反感，也会开始注意到别人的感觉，了解自身行为会导致何种后果，进而学会顾及别人的感受。不过，正因为告状既方便、不花脑筋又立即见效，若告状次数过于频繁，反而会对孩子造成负面影响。

孩子的身心力量尚待发展，很习惯依赖成人替他们之间的纠纷进行仲裁，这种仲裁往往会导致一方受到不同程度的劝导、告诫或惩罚，而这样的结果对于孩子是有阻吓作用的。当被告者受到阻吓、承担后果之后，会增强告状者的动力，因为他看到心中所期望的效果了，所以这也是许多孩子惯用这一手法的原因。

然而，若孩子总是倾向将过错推给别人并且得逞，日子久了就会造成责任感的欠缺，遇到困难只会怨天尤人，而不懂得自我检讨和反省，也无法培养解决问题的能力。研究显示，爱告状的孩子人际关系通常不太好，因为这代表孩子不太能接纳别人，况且有谁会喜欢陷自己于不利的人呢？如果家长和老师无法有效引导孩子学习面对和处理人际问题，孩子未来的社会发展就会遭遇许多困难。

如果您自己或身边有喜欢告状的孩子，可以这么做：

◎家长和老师之间要保持密切联系。孩子很可能会把在家中的行为带到学校去，若父母让老师有机会先知道孩子在家里的状况，包括他的个性、在家中的排行、兄弟姐妹的人数和教育孩子的方式等，老师就可以对孩子有个初步的了解，更可以和其他老师共同讨论，找出孩子常见的行为模式，还可以交换彼此辅导孩子的方法与心得。一旦准备充分，遇到问题时就不会不知所措。此外，家庭和学校的教导方式最好能够互相配合，孩子才有一致的规范可循。

◎大人们也可以妥善运用正向的鼓励，来引导孩子转移自身的行为标准，同时培养他们独立思考，解决问题的能力。例如若弟妹经常跑来告哥哥姐姐的状，这时就可以将孩子平日的好表现当作提醒，点出孩子的能力，然后邀请孩子担任爸妈的好帮手去和哥哥姐姐商量沟通，事后并记得给予赞美和鼓励。

就这样一次两次地放手让孩子自己去处理，他们就会渐渐养成独立自主的习惯，也会对自己更有信心，而您也不用再担心孩子通过告状来引起关注，或依赖您帮他摆平一切。

◎在学校里，老师可以让大孩子照顾小孩子，比方说请大孩子带小孩子喝水、上厕所、拿或收玩具等，以轻松的、生活化的方式培养孩子陪伴、倾听、照顾和接纳他人的社会能力，也会让大孩子拥有成就感。另外，无论在校园或家中，都可以进行角色扮演的游戏，让孩子体验各种家庭或学校角色所应具备的仪态、责任、常说的话和常做的事，以寓教于乐的方式建立同理心。

◎与其向孩子解释该如何与手足相亲相爱、和谐共处，不如将这些概念融入日常生活的互动中，例如购买必须两人或更多人一起操作的玩具或益智游戏，全家一起参与休闲活动等，在密切的相处和沟通中，培养孩子与人相处、恰当表达的能力，并且在手足互相帮助、礼让时给予赞美，以强化孩子的正向行为。如此一来，手足和睦就不再只是梦一场，而是完整收纳于孩子身心之中的品格。

五、爱耍赖的孩子，真的有糖吃吗

孩子吵着要，您买还是不买

在孩子的成长过程中，除了父母的照顾和手足、同学、朋友的陪伴之外，玩具似乎也是孩子不可或缺的良伴，而我们经常发现，玩具的购买与否，有时候并非完全是由家长来主导的。接下来的这个情景，或许对于身为家长的您，是相当熟悉的。

有时候，我们只是带着孩子外出散散步、运动运动，但是走着走着竟然就来到了商店门口。虽然这趟外出的行程并未包括购物，不过呢，只见孩子仿佛被磁性超强的大磁铁给吸住了似的，定定地站在那儿，睁着水汪汪的大眼睛，渴望拥有橱窗里各式各样的玩具。

“妈妈，这个娃娃好可爱哦！”孩子可能会这么说。

“嗯，是很可爱。”您或许一边回应，一边在脑中揣度着该如何迅速离开现场，以免让自己的钱包失血。

“妈妈，我想要这个娃娃。”孩子此刻道出心中的渴望。

“你已经有很多娃娃了啊，”您开始晓以大义，“而且，舅舅前天不是才送给你一个大玩偶吗？”您赶紧搜寻记忆的数据库，搬出孩子获得新玩具的有力证据，好打消他想买玩具的念头。

“嗯……可是这个娃娃真的好可爱哦。坐我旁边的姵姵都有，我也要，好不好嘛！”孩子开始提出要求。原来，别的小朋友有，孩子就觉得自己也得要有。

“宝贝，”您忽然灵机一动，“我们只是出来散步，妈妈也就没有带钱包出来。没有钱，就没有办法买东西哦。”您的身上连钱都没有，孩子这下总该死心了吧。

“人家想要嘛。”漂亮的玩具当前，孩子哪顾得了妈妈身上有没有带钱。

“哎呀，都晚上六点了，”您赶紧看了看表，“要吃晚饭了。走，我们回家吧。”您立刻牵起孩子的小手，准备打道回府。

“不要走了，人家想要这个娃娃……”被硬牵着走回家的孩子，依然念念不忘橱窗里那吸引人的洋娃娃。

于是，您的钱包暂时是保住了。但是，您每次都可以如此顺利脱险吗？如果孩子回家之后为此吵闹不休，或者当场开始耍赖，不惜闹得惊天地泣鬼神，就是要得到玩具，您会怎么做？

孩子与父母的意志力拔河

其实，孩子吵着买玩具的问题，长久以来一直困扰着为数不少的家长。有些家长觉得在大庭广众之下教训孩子，是很没有面子的，而鬼灵精般的孩子好像也抓住了这个弱点，一旦想达到某种目的，就开始哭啊叫的："我要这个变形金刚，还要那个芭比娃娃……"反正玩具一定要到手就对了。我还曾经听说有的孩子，会在爸妈表示不买玩具给他时，使出"不买给我，我就躺在地上"的绝招，话一说完就真的躺在地上，甚至加演大吼大叫、大哭大闹或翻来滚去的戏码，就是要逼着父母就范。

有些父母为了避免让孩子有机会经过玩具店，在带孩子出门时会刻意调整路线，好避开这些高风险地带，来个眼不见为净。这或许是个权宜之计，但谁能保证换条路线会有新的发现？况且，就算在这方面降低孩子看到新玩具的机会，也难保他们不会在学校或其他场合，看到别的孩子玩着自己心目中所向往的玩具。

不过，有的家长对于在店里教训孩子，并不怎么在意。我就曾经在逛商场的时候，看到有家长对嚷着要买玩具的孩子大声地说："吵什么吵？家里玩具已经那么多了，还要买？不准买！"即便如此，孩子依然吵着要买，家长接着就提高分贝警告孩子："还吵？再吵我打你了。"眼看孩子就快哭出来了，家长这才让自己稍微喘口气，接着赶紧拉着孩子快速走向电 扶梯。

这一回合，看来是家长获胜。但是，孩子心中的感受，有谁明白呢？

妈妈，我要这个

我在前一年的教师节当天，有幸听到教育界的前辈，台湾辅仁大学教授谢锦桂毓老师的公开演讲。巧合的是，他在演讲当中，非常生动地描述了“孩子跟妈妈吵着要买玩具”的场景。事情是这样的：

妈妈带着孩子逛商场，走着走着，孩子看到架子上一个很可爱的玩具。孩子班上的同学大多都有这个玩具，孩子就心想，那我怎么可以没有呢？于是，他在架子前面站定，抬起头来，满怀企盼地看着那个大家都有、我也要有的玩具。可是，妈妈似乎没有注意到孩子已经停下了脚步。

孩子眼见妈妈没有捕捉到自己的身体语言，只得开口。“妈妈，妈妈，”孩子赶紧叫住亲爱的妈妈，“妈妈，我要这个。”孩子一边说，一边指着架子上的玩具。

知子莫若母，妈妈哪里会不清楚孩子的小小心机，只是，买玩具并不在本次采购任务的范围内，而且就算再疼孩子，在这个时代，做娘的也不想让购物预算超支。于是，妈妈就露出了最慈祥和蔼温暖的笑容，转身缓缓地走到孩子面前，伸出手轻轻拍着孩子的肩膀，温和却坚定地说：“不行。”说完之后，也不忘以身体语言强化自己的表态，接着就转身往前走了两小步。

孩子眼看妈妈怎么反而走远了，只见他又望了望架子上那玩具，心中一急，就提高音量再度重申："妈妈，我要这个！"孩子这回把手举得更高，直直地指着他好想要的那个玩具。

此话一出，妈妈就停下脚步。这位妈妈并没有装作没听见孩子的呼唤，却也懂得坚持自己的立场。于是她就优雅地回过头来，依然笑容满面，不过这次的语气就更加笃定："不——行！"语毕，又往前走了两大步。

要让步，还是要对抗

孩子眼见妈妈怎么越走越远，眼看到手的玩具就要飞了，这还得了。"不行不行，"孩子在心中思量着，"我一定要让妈妈停下来。"下定决心之后，"妈妈，人家要这个了。你不买给我，我就不走。"孩子不但提高说话的音量，措辞也更加强烈，脸上的五官还挤在一起。千万不要小看孩子，他们也懂得身体语言。

如果这时妈妈终于心软，看到孩子就快哭了出来，或者因为不想把事情闹大，而三步并作两步连忙走回孩子身边说："好好好，不要哭，妈妈买给你就是了。"如此一来，孩子就会明白"哦……原来大声要求是有效的。以后我想要什么，要要赖就会达到目的。就是这么简单"。食髓知味，久而久之就会养成孩子予取予求和依赖父母，家长日后想再怎么力挽狂澜都很难。

让我们看看相反的状况。如果这位妈妈不吃孩子这套，决定以更积极的行动表达自己坚定的立场，她或许仍旧会不疾不徐地转过身来，踏着稳健的步伐走向孩子，只是这回脸部表情变得严肃，然后火速伸出手来在孩子脸上赏他两巴掌，最后再重申一次："不——行！"孩子脸上吃了痛后，就会告诉自己："哦……

原来大声要求是危险的，那我是不是要换个方式？”

这位教育界前辈接着说，孩子会认为父母吃软不吃硬，日后遇到类似情况，就很可能以“好不好嘛，求求你……”的语气，加上扭肩膀、扭身体等扭扭捏捏的非语言姿态，双管齐下地开始撒娇耍赖，或使用更迂回的策略，这样自己既不会遭到巴掌攻击，也更容易达到目的。

会耍赖的孩子，真的有糖吃吗

孩子表现出挑战他人的举动，其实是想测试对方有多大能耐，而且这种蓄意的测试会首先用在自己的父母身上。当孩子吵着要买这买那时，如果因为疼爱孩子而来者不拒马上办，就很容易把孩子塑造成爱索取的小霸王，自己也就成为孩子最爱的自动提款机。反之，如果当机立断，直接以打骂威吓的方式制止孩子的物质欲望，也难保不会在孩子心中留下受创的阴影。身为家长，究竟该怎么做才比较恰当？

其实，爱孩子并不代表提供过多或过于奢侈的物质享受，也不需要以大量让孩子玩完了就丢在一旁的玩具来堆砌对他们的爱。对于孩子来说，他们真正需要的是父母的陪伴和关怀，以及快乐、丰富的家庭生活。因此，如果孩子太执著于购买玩具或其他物品，背后的原因可能是他们的生活不够有趣、缺乏变化，必须不断地以新奇的玩具或用品来填满内心的空虚感。

另外一种可能，是因为父母忙于工作，少有时间陪伴孩子，就利用玩具充当亲情的替代品。处于这种家庭环境的孩子，内心会很没有安全感——既然爸爸妈妈没空陪我，那我只好拿越来越多的玩具来安慰自己，以对物品的占有欲来弥补亲情的失落，反正玩具骂不还口、打不还手，不高兴的时候还可以拿来发泄情绪，多好！但是，玩具真能取代活生生，来自父母亲身在场的关心和爱吗？所以，唯有发现孩子吵着买玩具的起因，才能找出有效的对策，逐步转化孩子动不动就开口要求的惯性。

有一位妈妈就曾经表示，在第二个孩子出生之前，自己简直就是大宝至上，不但时常背着孩子到处散步、逛街，对于为孩子花钱更是绝不手软，玩具和童书一箱箱地搬回家，自己搬不动就干脆在家网络订购，省时又省力，只因为每次她给孩子买东西，孩子都会报以开心灿烂的笑容，有时甚至会高兴得手舞足蹈。这一切看在妈妈的眼里，怎能不买呢。

有一天，她照例带着孩子一同外出，身上刚好没带钱，怎知小小年纪的孩子，居然建议妈妈赶快去找个取款机，因为只要把卡片插进去，就会吐出钱来，然后就可以买东西了！这位妈妈才恍然惊觉，这么小的孩子就知道上哪儿去找钱了。同理可证，如果父母本身就是购物狂，孩子看在眼里、记在心里，过不多久就会说在口里，有样学样地跟着大人一起要这个要那个，但自己又还不会赚钱，所以当然找爹娘买单啰。

【为您支招】

——慢点儿吃棉花糖，孩子会更知足感恩

当孩子在玩具大卖场等购物地点大哭大闹、吵着要买玩具时，许多家长都会因为感觉面子挂不住，或者一时之间不知该如何应对，而速速结账了事，好图个耳根清净。事实上，这种速战速决的方式看来果断，实则让孩子学到以哭闹、不讲理的态度来达成目标，周而复始地运用耍赖策略满足自身需求，让父母疲于奔命。亲爱的父母，您该如何回应孩子的需求呢？

◎若想避免孩子冷不防要求买这买那，父母最好在出门前就和孩子约法三章，告知这次外出购物的目的和要买的东西，并说明为什么必须买这些东西和大概的金额，让孩子明白买东西是因为家里真的有需要。父母对于购物的慎重及选择依据，孩子都会看在眼里，进而了解父母维持家计的苦心，就比较不会动不动狮子大开口。若孩子还是很想买，可以鼓励他们用功读书、有好的表现，或是在生日、毕业或赢得比赛等时机以新玩具作为鼓励。

◎约法三章后，到了购物现场就要坚定立场。当孩子看到想买的东西，而开始想要黏人的时候，父母务必以坚定的态度，提醒孩子先前的约定。就算孩子因此而大哭大闹，您也千万不要发怒或是大声责骂，这么做孩子只会更加哭闹。您可以轻声坚定地跟孩子说："我在这里等你5分钟，等你情绪平稳了，我们再继续买其他东西……"让他知道哭闹没有用。也可以告诉孩子，如果真想要买，可以想想其他办法，例如存零用钱，等存够了钱再来买。

◎有一位聪明的妈妈，在两岁的儿子吵着要买机器人玩具时，耐心地好言相劝，表示家中已经有很多玩具了，但孩子仍旧吵闹不休。这时，她就告诉孩子，大卖场楼下有更大、更好玩的机器人游戏，只要投币就可以玩，可比眼前小小的机器人玩具好玩多了。这位妈妈就这样巧妙地转移孩子的注意力，也守住了钱包。因此，只要父母能适时找出更吸引孩子的诱因，就可轻松化解一场购物大战。

◎当孩子一直吵着要买东西时，可能是因为觉得日子过得没什么变化，不够好玩。这时，可以委婉地询问孩子为什么想买，找出要求背后的动机。如果孩子想要的是神勇无比的机器人，有可能是他自己很想变成和机器人一样威武有力，而将心中愿望投射在玩具上面。与其买给孩子一个接着一个的神勇机器人，倒不如带着孩子一起锻炼身体，参加户外活动。当孩子亲身拥有这些特质之后，自然就不会再向外索求。

◎孩子需要的是父母的陪伴与关怀，因此父母可以让孩子参与各式各样的活动，协助孩子在多元渠道中发现自己的兴趣。当孩子培养出自己的喜好与专长之后，就会集中精力去体验、去发展，自然而然就可从中得到乐趣，从而降低通过玩具或其他物品填补无所事事的需求。

六、大吼大叫的家庭，培养出易怒的孩子

不要再跑，我们进教室了

“把球给我。”戴着眼镜的小豪，在教室外面的空地上对正运着球的小武喊着。

“我也要玩球，把球给我吧。”小豪又大声地说了一遍，小武却还是没有回应。

小豪这下心中一急，就向前跑了几步，伸手想要把球抢过

来，却不小心撞到小武，自己的眼镜也掉在地上。

“你干吗撞我？”小武没好气，“人家还在玩呢！”话一说完，小武就双手抱球向前跑，小豪立刻追上去。“把球拿来，不然我打死你。”小豪伸出右手用力一挥，把小武推倒了。

“老师，他推我，还说要打死我！”抱着球跌坐在地上的小武，赶紧向老师求救。

老师这时连忙走了过来。“小豪，你怎么推小武？”小豪在班上经常情绪激动、大声喊叫甚至出手伤人。“不可以说要打死人家，知道吗？”老师说道。

“不管啦。”小豪这回喊得更大声，接着把头转向小武，边说还边跳脚，“都是你在玩，害人家都不能玩，不公平。”说完之后，小豪忽然开始奔跑。“不公平，不公平！人家也要玩球，我要玩球。”只见他用力迈开步伐满场飞，双手握拳挥舞着，看来很生气。

“小豪，不要再跑了，回来，我们进教室上课了！”老师边说边追，好在自己手长脚长，不一会儿就赶上了，于是拦下小豪，把他带进教室。这位新手老师，今天已经是第三次追着小豪跑，他也不知道小豪的情绪为什么那么容易起伏。

你再吵，我就打死你

放学时，小朋友们在教室外的走廊上等着爸爸妈妈来接他们回家。孩子们的家长陆续来到，过了一会儿，小豪的妈妈也来了，看到老师先说了一声“老师好”，老师也和她打招呼。这时，小豪不知从哪儿冲出来跑向妈妈，还很高兴，大声地喊着：“妈妈，妈妈，我们回家。”

“跟你说过多少次，不要乱跑。”小豪妈妈伸出右手，指着小豪大声斥责他，差点儿就戳到他的鼻子，“喊那么大声做什么？再吵，我就打死你。”眼看着妈妈还举起右手挥了一挥，小豪立刻收起脸上的笑容，低着头默默跟着妈妈离开学校。

在一旁的老师听了心中一惊。小豪刚才并没有调皮捣蛋，但是在他妈妈的眼里，怎么会变成罪该万死呢？老师又想了想，脑海中陆续浮现一幅幅自己之前追着小豪跑的画面。咦，这母子俩的动作和口气，怎么如此相像？而且他们都说要打死人……

小豪母子的状况，让我想起一位朋友的亲身经历。

情绪起伏大，好友很迷惘

这位朋友念大学的时候，有一位很要好的同学，两人常相约看电影、看展览、打球和聚餐。因为这位同学的家在另一个离学校很远的地方，我朋友就不时找他到家中坐坐，所以朋友一家人也都和他很熟。

我常听朋友提起他的这位好伙伴。他说同学什么都好，还教他功课，就是脾气有些难以捉摸，有时候两人聊着聊着，这位同学就会越讲越激动，说话声音变大，也常常双手握紧拳头，一副义愤填膺、打算找人比画比画的模样，但他看起来并不像在生别人的气，过了一会儿又恢复了先前的谈笑风生，情绪转折之快与大，令我朋友摸不着头绪。

有一年寒假，这位同学邀请我朋友到他家小住几天，那天同学的妹妹拿出扑克牌，三个人就玩了起来，家中气氛很轻松愉快。

过了一会儿，同学的妈妈喊了同学的小名，他立刻起身进厨房帮忙，不久他就把一大锅热汤端到餐桌上。我的朋友和同学的妹妹此时闻香离桌，三个大孩子索性转移阵地坐在餐桌前聊了起来，正在切菜的同学妈妈也不时说上几句。后来不知是聊到什么话题，先是同学和他妹妹小有争论，接着兄妹俩的声音越来越大。在厨房里做菜的同学妈妈一听，就放下手边的工作，走出来加入谈话。

我的朋友发现除了自己之外，在场的每个人似乎都有点儿生气，于是就安静地看着他们越讲越大声。他的同学说着说着觉得口渴，就进厨房倒了一杯水出来边喝边继续讲。这杯水并没有让同学的情绪降温，他反而越说越激动，握着水杯的左手也越握越紧。

又过了一会儿，母子兄妹三人竟然当着我朋友的面吵了起来，每个人说话的声音和样子都很激昂。他们好像并不在乎家中有外人，说吵就吵，毫不迟疑。我朋友已经不太记得当时在吵些什么，但是他对于接下来听到的话却印象深刻。他们越吵越烈，尤其是同学和他的妈妈，后来他忽然非常大声地冒出一句："我就是不要。"只见同学面红耳赤地将水杯用力往餐桌上一摔，倏地起身快跑上楼，然后就听到砰的一声。这位同学把自己关在房里生闷气。

家中有外人，当作没看到

这时，我的朋友简直是尴尬极了，不知是该上楼关心同学，还是留在楼下。同学的妈妈和妹妹，却没有受到有人气得离座的影响，依然继续争论着，还没讲几句，同学的爸爸就回来了。他见到争吵不休的母女俩，先是问了几句，然后也加入大声吵的行列。我朋友真的给弄糊涂了，他完全搞不清楚这家人为何而吵，原本还开开心心的，不一会儿竟然就成了激烈的口水大战。

等到晚餐时间，我朋友刚好趁机上楼找同学，同学打开房门之后也没讲什么，就跟着我朋友一起下楼和其他人一起吃晚餐。这回全家人又恢复了泡茶聊天时的模样，若无其事地边吃边聊，也不时会问问我朋友对于某些事情的看法。我朋友当然有问必答、全力配合，尽管心中非常不解，这一家人的情绪变化，怎么这么像在坐过山车啊？

大吼大叫的家庭，培养出易怒的孩子

各位细心的读者，如果您把上述两个例子联系起来，就不难发现它们有个共通之处，那就是孩子都生长在大吼大叫的家庭。无法控制自己的情绪和身体冲动的小豪，原来有个一生气就扬言把孩子“打死”的妈妈；而我朋友的那位好同学，则是全家人合起来吵。

孩子的学习，并不是只有在父母、老师教导时才进行。父母师长的行为让孩子看在眼里、记在心里，过不多久就会说在口中、行在身上。关心孩子的父母，无不想尽各种办法，通过直接教导、书籍、床边故事或其他媒介来教导孩子。换句话说，孩子们通过观察父母的言行举止，来学习与他人互动。如果父母一天到晚只会大吼大叫、恶言相向，这样的行为就会烙印在孩子的心中，让他们以为这就是和别人沟通的方式，也就很容易把这种模

式带到家庭以外的环境当中。

“孩子是父母的一面镜子。”在上述例子中，孩子的种种行为表现，正好就是父母言行的再现。习惯对同学大小声的小豪和他的妈妈一样，无论是说出来的话和身体动作，都充满了威胁与攻击性。我朋友的那位易怒、情绪起伏剧烈的好同学，原来也经常和自己的家人大声地呼来喊去、发生争执。他在家庭之外的表现，只不过是反映出自己和家人的互动模式。

孩子从父母的行为中学习

有一位网友曾经无奈地表示，很受不了她家的邻居。这位网友住的是一间老房子，隔音效果不太理想，经常被迫收听邻居家中的各种噪音。邻居家通常很早就开始热闹起来，一下子把电视机开得很大声，一会儿又砰砰作响地把东西搬来搬去，过不了多久就开始吵吵闹闹。困扰着这位网友的不单是这些恼人的噪音，还有邻居一家人的对话内容。

邻居家的长辈常用脏话怒骂家中的孩子，只要小孩子讲话稍微大声一点，就会开骂，孩子们越吵，大人就骂得越凶，用词也更不雅。当孩子们吵起来的时候，常常动不动就互飙脏话，但听听孩子说话的声音，年纪应该还很小，怎么就骂起脏话来了呢？

有一天，这位网友下楼买早餐，大老远就听到邻居的孩子在互骂。等她走到楼下时，就看到这两个背着书包的孩子在马路边互相推来推去，动身体的同时亦不忘再飙几句脏话。网友看他们的样子，顶多小学二三年级，脏话却已经朗朗上口，看了真的很令人忧心。小小年纪就会讲这么多脏话，长大以后呢？

【为您支招】

——温柔和坚定，教出孩子好性情

孩子正处于身心发展阶段，对什么事情都很好奇，看到、听到了什么也很快就会学起来。如果父母不注意自己的言行，动辄破口大骂或动手教训孩子，就难保孩子不会有样学样。经常被父母言语威胁的孩子，在家中或许敢怒不敢言，但一出家门就很容易把压抑在心里的积怨发泄出来，弱小的同伴、小动物、各种物品，都有可能成为孩子出气的对象。等到事情闹大，学校通知家长，父母对孩子又是一顿难听的责骂甚至体罚。孩子从未得到父母的好言相待，怎能奢望他们对别人有好脸色、好态度。

如何教出好性情的孩子？其实并不困难。

◎孩子的心如同一张张纯净的白纸，家庭和学校帮他们写上怎样的文章，孩子现在和未来的人生，也就是这一张张的白纸，就会按照家庭、学校和社会为他所写上的脚本来演。父母就是孩子最好的榜样，若希望孩子守规矩懂礼貌，父母自己就得先成为这样的人，并且以相同的态度对待孩子，他们才能从您身上看到、学到恰当的行为。

◎对孩子好言相待，并不表示非得宠或溺爱孩子不可，而是在口语和行为上适度调整。例如，孩子如果到处跑或大声说话，这时他们的身体姿态通常是向前或向上移动，速度大多比较快，力量也比较重。这时，您可以从自己的身体姿态开始，先在原地站好，眼神和身体的正面随着孩子的方向移动，然后以平和稳定的声调叫住孩子。若孩子没有停下来，您再快步上前稳稳地抱住孩子，把他带到一旁。跟孩子沟通时，请不紧不慢地说出每一个字，保持语气的温和与身体姿势的稳定，以相对的动作特点来缓和孩子的浮动，并且表示您担心他们会跌倒或撞到别人。

◎给孩子足够的时间和空间尽情跑跳。我有一位朋友和他太太常带两个孩子到户外活动，还告诉他们不用担心弄脏衣服，反而是玩得越脏越好，让他们得以在大自然中尽情舒展身体、奔跑跳跃打滚。孩子们很好动，体力也都很好，玩起来时开怀的笑声不绝于耳。但是，当他们和大人应对时，却都很有礼貌也很大方，行为举止相当得宜。让孩子有机会释放体内的能量，满足了他们好动的需求，就不会在该安静的时候骚动不已。

◎如果家长本身言行正当，却发现孩子怎么变得越来越调皮，讲话越来越不得体，一定要先检视孩子的环境因素，确认是看电视或上网学的，还是在外面跟别人学的。同时，家长也需要和学校老师取得联系，了解孩子在校内的交友状况，以确认孩子是否受到同学的影响。

◎孩子是父母一生的功课。无论学校老师多么努力教导孩子，他们最需要的还是来自家庭的关怀与教导。言行不当的孩子，就算学校老师或辅导人员再怎么努力劝导、修正，如果孩子回到家中依然面对着一成不变或愈演愈烈的威胁性言行，孩子的攻击性就很难获得改善，家庭之外的努力与协助也终将白费。

动作小教室

【父母看一看】

动作背后的心情故事

只要是人，就一定会有情绪。情绪是什么？情绪是我们日常生活中所经历的不同程度的喜悦、愤怒、哀伤、沮丧、焦虑、兴奋等心理状况。身心是紧密联系的，当我们处在特定的情境之下或遭受某些刺激，就会感受、体验到各式各样的身体感觉，而内心的情绪转变也会透过身体动作反映出来，我们对这些身体反应，同样会产生各种不同的感受。因此，若想真正了解自己和孩子内心的想法和感受，身体语言的观察就显得很重要。您可将导言中的“劲与情绪对照表”作为认识身体动作的开始，虽然凡事皆有特殊例外情形，但它确实为我们提供了一个基本构架来了解动作背后的心情故事。

除了身体动作之外，情感的表达也会透过脸部表情和说话声音呈现出来。一般来说，满脸通红通常代表害羞、窘困或生气，脸色发白表示惊恐，皱眉头代表烦恼或困惑，嘴角向下显示不开心，眼神飘忽不定可能是漫不经心或有事相瞒。另外，说话声音中的音调、音量、语气、速度节奏和字句的断续，也是探寻内心感受的重要线索。保持对这些副语言的敏锐度，就更能明白孩子心中的点点滴滴。

【亲子动一动】

亲子间的情感交流

要增进身体语言的观察力，可以从动作的模拟开始，先在身体层面和孩子在动作上达到协调一致，进而体会孩子动作中所蕴含的心情，让自己和孩子在身心两方面达到调合。如果您的孩子年纪比较小，可与他们进行以下活动：

我是你的镜子

1. 和孩子两个人面对面，先由孩子带领着做动作，家长则是孩子的镜子，必须留意孩子的动作转变并且忠实地做出来。（如图 1）

2. 可以先从脸部表情的变化开始，挤眉弄眼、耸耸鼻子、皱皱眉头、鼓起腮帮子、嘟着嘴巴……（如图 2）

3. 以各种不同的手势搭配持续变换的表情，让动作更有趣。

4. 双脚也可以动一动，让父母和孩子从头到脚共享手舞足蹈的乐趣。

5. 变化身体的高低、上下左右前后等方向及动作的速度和力量，让动作更丰富。

6. 两人交换：由孩子当镜子，家长带领着做动作，在身体总动员的过程中让彼此更默契。（如图 3）

如果是大孩子，玩游戏对他们而言并没有那么大的吸引力，父母亲还是可以在日常生活中多多观察孩子的身体语言。首先，留意孩子说话的惯用语气（速度、音量、音调和用字），并以如下方式与他沟通。例如，轻声细语的孩子通常比较秀气或害羞，若以突如其来的声音或动作回应，或许会让孩子感到突兀或害怕；若孩子比较细致敏感，太过直接的表达可能会在无意间伤了孩子；若孩子既活泼又好动，说话宜讲重一点，以配合孩子自身活跃的节奏韵律。

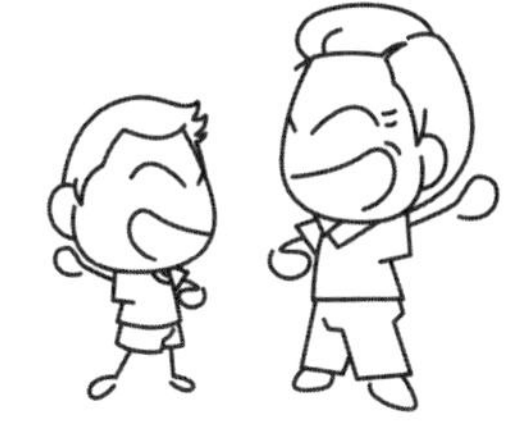

接着，可以观察一下孩子说话时的表情、姿势和惯性动作，这么做并不是要全然复制，而是要去感受、接纳孩子身体动作的特质，并以父母自己的身体语言去回应。我就曾在车站和邮局排队时，看到有家长和孩子以脸部表情增进彼此互动。父母说了一句话逗孩子开心，孩子可能呵呵地笑开怀，也可能还挥舞着双手；若父母笑的方式和身体动作能加大孩子内心喜悦的强度，孩子就会感觉自己被看到、被懂了，而父母接着也会明白孩子的这份懂得，通畅的亲子互动即可持续下去。

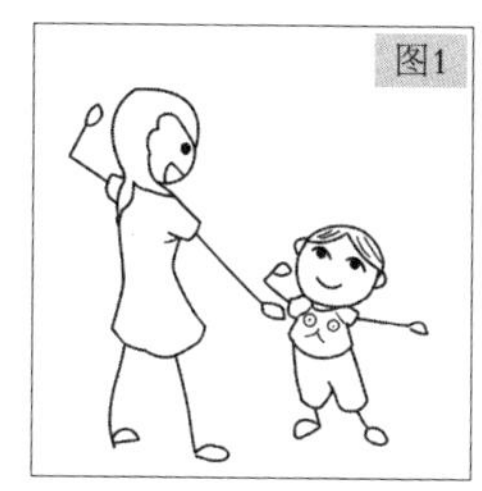

图1

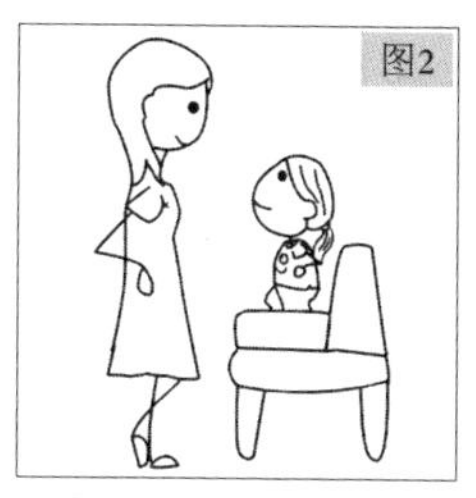

图2

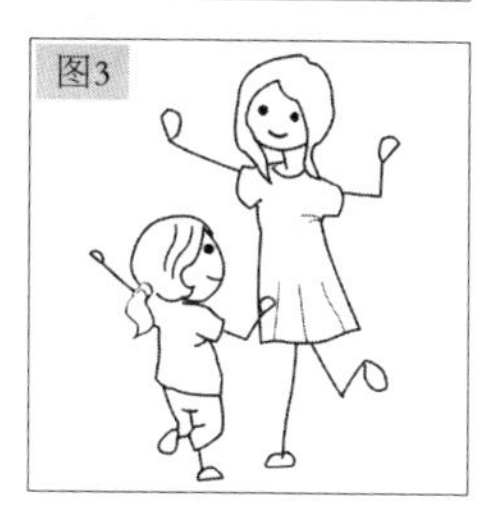

图3

孩子需要被父母看见、听见和理解，因此与孩子沟通时，如何尊重孩子和用心倾听他们，是最重要的关键。如果父母一天到晚只问孩子功课做了没有，却不愿花时间深入了解他们的感受和想法，孩子久而久之就会与父母越来越疏远。如果父母只懂得对孩子下命令，而不去倾听、了解他们的真心话，就会引起孩子的反感，甚至进而与父母对抗。当孩子在学业、友谊或其他方面遇到困扰时，父母可以和孩子坐下来一起讨论和分析，探索各种可能的处理方式及其会产生的结果。若觉得孩子的选择不甚恰当，也要试着尊重和引导孩子多从几个方面来思考，以取代下指令的权威管教方式。

第 2 章
说谎孩子的难言之隐

为什么孩子不顾一切，也要放弃诚实？
其实，孩子也有他的情非得已……

一、父母一厢情愿，孩子并不甘愿

上才艺班或不上才艺班，这真是个问题

托管班、补习班和才艺班，是许多幼儿及小学生在学校之外的另一学习或复习学业之处。对于忙碌的现代都市父母来说，托管班犹如代理父母般，在家长分身乏术时代为照顾孩子，让孩子可以写写功课、吃吃点心，也能和别的孩子交流互动。补习班和才艺班则让孩子学习教科书之外的各项本领，如绘画、音乐、舞蹈、速读、作文和语文等，以拓展孩子的视野、培养正当爱好和强化自身实力。

在高度竞争的现代社会中，孩子不仅要学业佳，还得身怀越多越好的绝技，才不会输在起跑线上。于是，他们或许由家长开车或骑车从这一班送到那一班，或者自己背着书包、拿着乐器或其他用具奔波于数个才艺班之间。有些父母不但善用平日课余时间让孩子学习，更不放过周末假日的大好时光加强技艺。

根据《2011年台湾学童学习过劳情形调查报告》指出，台湾地区学童拥有中等程度的学习疲劳，不到两成的学生每天睡满八小时，而超过两成的学生每天睡不到六小时。我曾经遇见一个孩子，每天放学后至少参加两种才艺班，周六周日也经常排满了行程，回到家中还得打起精神做完学校功课，实在很忙碌。只是，这真的是为了陶冶孩子的心性，或者孩子是自愿参与各种课程？还是，让孩子学习各种才艺的目的，只是为了满足深藏在父母心中的那些未曾完成的愿望？

这让我想起了自己的童年往事……

因为姐姐学，所以我也得学

在我念幼儿园的时候，学校本身就有提供课后的才艺班，当时我参加的是舞蹈班，所以放学后经常留下来学跳舞，也曾在学校的大型活动中登台表演。因为我的个性比较活泼外向，所以并不排斥必须经常动身体的舞蹈课，而且到后来越来越喜欢。

依照我家当时的规矩，上了小学之后就得停止习舞，改学钢琴，所以当我还在拉筋劈腿侧翻时，比我年长几岁的姐姐已经不再学舞，改弹钢琴。我就常在姐姐练琴时坐在她身边，拿着一个洗干净的圆形冰淇淋筒和一根棒子穷比画，假装自己在拉小提琴。

等我从幼儿园毕业之后，就得跟舞蹈班说拜拜，转而学习钢琴。在我正式开始学钢琴之前，妈妈曾带我到山叶音乐教室上课，因为那是个唱唱跳跳的课程，每次上课都有不同的活动，让我觉得还挺好玩的。然而，当我告别音乐教室，回到家中学习钢琴时，我就觉得没那么有意思了。

我本身对弹钢琴并不是很感兴趣，但是对于从小因家贫而无法学习各项才艺、尤其是学音乐的妈妈来说，这可是她的孩子非学不可的才艺。在当时，做孩子的我们并没有发言权，所以也只得半推半就地学钢琴。虽然我不再参加舞蹈班，妈妈仍然经常提醒我每天要抽空拉拉筋、劈劈腿，免得把以前学的身体技巧给忘掉了。不过，我天生就有些叛逆，所以这番叮咛就被我当耳边风般忽略了。

家里当时是请钢琴家教，这位老师也非常尽责和有耐心，但是因为我必须一直坐在钢琴前面很久很久，每次上课都让我觉得时间过得特别慢，总会趁人不备时偷偷转头瞄着墙上的时钟，看看还有多久才下课。对于学习才艺，我家当时还有另一项规矩，就是上了初中之后就停止学琴而用功读书，因为必须为三年后的中考做准备。当我念小学二年级时，姐姐已经脱离小学生涯，不用再学钢琴，因此我好希望自己快快长大，就不用弹琴了。

心机小女生，就是要耗时间

妈妈对于我们学钢琴这件事非常执著，不但上课时在旁监视，我们每天在家也必须至少练习半小时或一小时（我已经忘了）。妈妈非常勤劳，每天总是有做不完的家务，不可能时时刻刻盯着我们练琴，因此就不知上哪弄来了一个提醒铃，上面有标刻度来代表时间的长度，只要时间到了就会发出一阵响亮的铃声，此刻就是我从钢琴椅上解脱的时候。

我喜欢听音乐，但并不怎么愿意亲自演奏，加上缺乏耐心，所以每天的练琴时间就成了我的痛苦时刻，总是拖拉到实在不能再拖，或者在妈妈的催促之下才勉为其难地去设提醒铃，然后来到钢琴前面坐好，打开钢琴盖开始练琴。起初我都还很老实，乖乖地应该练多久就把提醒铃调多久，但随着时光的流转，我这个小女生也开始要起小小心机。

我先是在调提醒铃时，刻意少调个一两分钟，哪怕是如此短暂的时间，我都要好好地省下来。如果妈妈当时正在忙着家务无法顾及我，我就会以最慢的速度走向钢琴，很慢很慢地把钢琴椅拉出来，打开钢琴盖，放上琴谱，坐在椅子上和翻开琴谱，接着就心不甘情不愿地开始练琴。有时，当我弹好音阶练习时，经常会停下来东摸摸西摸摸耗时间，等自己的感觉对了，或者听到妈妈的催促声之后才开始练曲子。

这不是我的钢琴梦

随着习琴时间的累积，我的琴艺并没有越来越好，反倒是越来越会耍诈。只要妈妈不在身边，我就会在调提醒铃时做手脚，硬是没把刻度调到位，于是原本只是少弹个一两分钟，到了后来就变成少练五到十分钟。从那时起，我每次都至少会少练五分钟，另外的五分钟就平均分配在一开始的超慢速准备工作，练习过程中的阅读琴谱、咳嗽、打喷嚏和忽然需要跑厕所等状况，等练得差不多时，再一边缓慢地翻阅琴谱，一边等待提醒铃的铃声响起。等到提醒铃声一响，我的身体不知怎的就突然灵活了起来，立刻以最快的速度合上琴谱，盖好钢琴盖，把琴谱收到钢琴椅之后就速速走人，真是一秒钟都不浪费。

有时候，当妈妈经过摆放钢琴的客厅，看到我怎么坐在钢琴前却没在练琴时，就会问："你在做什么？怎么不弹琴呢？"这时，我就会回答："哦，我在看琴谱。老师这次教的比较难……"或者随便诌个理由蒙混过去。另一些时候，妈妈会在铃声响起时现身钢琴附近，随口就问："练完了吗？今天怎么才练这些？"我就会回答："时间到了啊！刚才铃声响了。"妈妈还是有些存疑，又问："怎么感觉时间比较短？"这时，我依然厚脸皮地坚持："就刚才提醒铃响了嘛！"因为她并没有亲眼看我调提醒铃，所以也只能说一说即罢了，但有时亦不免擦枪走火、发生争执。

当然，做妈妈的并不是省油的灯。从此以后，她就隔三差五看着我调提醒铃，那我也只好配合演出，老老实实地把刻度调对，再拖着脚步来到钢琴前面展开痛苦的练习。后来，妈妈渐渐不再监督我调提醒铃，于是我又开始一分钟、两分钟、五分钟地缩减提醒铃的时间设定，在练习中也还是咳嗽来“啊啾”去地打混，就这样背负着妈妈儿时的梦想，直到小学毕业才终于脱离苦海。

就是爱舞蹈，校外蹦蹦跳

当我上了初中，学校刚好有民族舞蹈校队，于是我和一位小学死党欢天喜地结伴报名入队，而我们却在一开始的甄选中发现自己已经无法再做出劈腿的动作，筋骨也不若以往柔软，所以无法跳主角或独舞，只能成为二线团员。这时，我就开始有些后悔当初没听妈妈的话，勤练舞功以保持身体的柔软度，现在就不会落得只能跳配角或群舞的结果。

尽管如此，喜欢跳舞的我仍向家里争取，利用课余时间到舞蹈教室上课，每周一次的课程是我在升学压力中的身心调剂，让我的情绪得以借舞动疏通，而且我上课甚至上到老师都建议我去考舞蹈班的程度，她还说可以当我的推荐人。无奈我的全身筋骨已经变硬，尤其是腿部的筋骨，竟然比从未学过舞蹈者的筋骨还硬，真是令我百思不解。不过呢，无论有解或无解，我这般筋骨连初试都不会通过，只好忍痛放弃考舞蹈班。

我从初二开始就进了重点班，班主任非常反对我们参加任何校队和课外活动，认为那是不念书的孩子才去做的事情，而当时舞蹈校队中的学姐也很少是来自重点班，就算有，升上初三也会因为准备中考而自动退出，我和我的同班同学也是如此。在往后的人生旅途中，舞蹈一直与我同在，我虽然没有成为职业或业余舞者，但却在经过好几番波折之后，跌破众人眼镜地成为舞蹈与动作治疗师。我常在想，如果当初家里是让我继续学舞，而不是弃舞习琴，我的人生是否会有所不同？

父母一厢情愿，孩子并不甘愿

让孩子学习才艺，其实并非坏事。父母把孩子送到补习班、才艺班的原因有很多，有些家长为了改善孩子的学业状况或强化孩子的智力，而安排他们参加作文、英语、心算、速读等课程。有些家长可能为了培养孩子的艺术素养和生活品位，而把孩子送去学钢琴、小提琴、绘画、陶艺等才艺。有些家长为了锻炼孩子的体能，就让孩子去学舞蹈、武术，或参加各种户外活动。也有些家长因为本身忙碌，或者担忧孩子放学之后不晓得该如何打发时间，因此就帮孩子报名各项才艺课程，好让他们运用课余时间学习。

因此，为什么要让孩子学习才艺，理由越来越多：拥有各项才艺，除了让孩子获得不同于学业的技能之外，也可以让他们在学习过程中建立自信心、耐心、毅力和挫折容忍度，更能够让他们交到许多朋友，拓展视野与获得更多元的生活体验，如此一来，孩子在未来的人生旅途上，就可以走得更丰盛、更稳健，也更顺利。

不过，孩子如果不是因为自己喜欢、愿意而去学才艺，反倒是为了满足父母心中的期待，或完成父母未尽的梦想而在各补习班、才艺班之间赶场，不但造成家长在经济上的额外负担，这样的学习也容易造成压力，导致亲子关系越趋紧张，孩子也可能因为学不好或无法达到父母的期望，而产生种种负面情绪和挫折感。这对于孩子来说，真的是好事吗？

另外，父母师长对于孩子的期望，也会让孩子尝试把自己给藏起来，运用诸如抗拒的眼神、冷漠的表情、下垂的双肩、弯曲的背脊、挺不直的胸膛等瑟缩体态，来显示内心的不甘愿。孩子用这些动作、仪态表露自己不被人关心的感受，但是他们却往往被大人误认为是姿势不良。有些孩子习惯将肩膀向前倾，仿佛感觉自己肩上所扛负的期望，比脚底所能承担的限度还大；而僵立在原地的双脚，似乎是拒绝和肩膀朝同样的方向移动。孩子体态上的不协调，暴露了内心所承受的压力和矛盾。

人们的姿态早在幼年就开始发展，并且持续到青少年阶段。不良的仪态、姿势未必皆单纯地源于生理问题，可以用运动的方式来矫正。孩子的各种姿势，呈现出他对于身边的人和事物及外在环境的观点。弯腰驼背、下垂的双肩和无力的双臂，都是平衡压力的反射性生理机制，而非教出来的。多数的孩子即便负担过重，即便心中万般不愿，却依然努力达成肩负的愿望，以得到父母的赞许和肯定，如此一来自己的日子也会比较好过。

【为您支招】

——倾听孩子心，快乐去学习

凭良心说，学钢琴对我而言其实并非毫无益处，它培养了我的身体和口语表达节奏感，也让我懂得如何欣赏音乐。我长大之后，就经常听音乐会、欣赏各类表演和展览，到了现在都还是资深文艺青年，可见让孩子学习一项艺术才能，就能打通多元艺术欣赏的任督二脉。因此，虽然我当时学钢琴学得不太甘愿，却也在往后的日子里因为它而丰富了生活品位。

然而，在我以往学钢琴的过程中，却因为是非自愿学习，不但在态度上心不甘情不愿，到了后来甚至开始想尽办法技巧性地减少练琴的时间，耍诈的功力越来越深厚，或多或少也造成母亲和我之间的关系紧张。况且，若以艺术类的学习来说，各项艺术其实是相通的，比方说舞蹈和音乐，都可以培养学习者的节奏韵律感，并且陶冶心性，只是前者是动态，后者较为静态。

另外，近年来的研究显示，学习音乐的孩子不但智商比不学习音乐的孩子高，他们的识字、数学、口语、记忆和组织能力也都比较好。因此，若孩子比较偏好艺术类的学习，但对于智力类的课程却不太热衷，家长也别着急，不妨先让孩子顺着自己的喜好和心意去学习，因为这样的学习是自动自发的，孩子本身的动机让他们更愿意认真、持续地学习，就会获得良好的成效，父母也就不用三催四请、连哄带骂地拖着孩子参与他们不喜欢的课外学习。

如何让孩子快乐学习，并促进亲子关系的质量？其实并不困难。

◎先问问自己为什么要把孩子送进补习班、才艺班。是因为孩子的学业真的需要加强，自己太忙而无暇照顾孩子，还是别人的孩子都在学，我的孩子也一定要学？此外，家长也可询问孩子参与课外学习的意愿，若决定送孩子进补习班、才艺班，不妨花点时间互相讨论，共同选择适合的课程并进行时间管理。

◎反之，若孩子提出学习才艺的要求，可以先听听他的想法，是因为真的喜欢而想学习，还是因为不想输给同学、朋友而学习？学好的东西是件好事，大多数的家长应该也乐观其成，但如果孩子想学的项目花费过于昂贵，超出家中的预算，这时家长就可以坦诚地对孩子说明，并且邀请孩子和您一起讨论出替代方案。

◎当孩子在学习和练习才艺时，可以多关注他的身体语言。他的表情是愉悦、专注、迟疑、苦恼，还是烦躁？他们有刻意做出一些小动作或其他行为来拖延时间吗？当孩子上完补习班、才艺班的课回到家中时，他的情绪是开心、疲惫、困惑，还是焦虑？这些身体语言都可以帮助父母更了解孩子的学习状态。

◎与补习班、才艺班老师保持密切的互动。老师们最清楚孩子的学习态度和状况，他们对于孩子的反馈，无论是褒奖、鼓励、提醒或建议，都是父母最直接的信息来源。所以，家长可于课前或课后找老师聊聊，了解孩子在课堂中的表现。

◎家长应避免在课堂中出现，或透过玻璃窗监督孩子的一举一动。这样的话反而会造成孩子的学习压力，对于老师而言也是不小的干扰。如果是亲子共学的课程或活动，父母可以多鼓励孩子思考与行动，而非一味指使孩子依照父母的意思去表达。

二、孤单的小神偷，想唤回父母的心

孩子从家偷到外，父母实在很伤心

前阵子和朋友聊天时，听他提起在网上看到的一则消息。有一位单亲家庭的父亲，独自一人带着念小学二年级的儿子，因为自己平时工作很忙，加上父母住在较远的老家，无法就近协助照顾孩子，因此他就请了一位保姆，让孩子平时住在保姆家，周末假日再把孩子接回家团聚。

在一个周五的晚上，当他去保姆家接孩子时，保姆表示他的孩子在她家偷了钱，后来又听说孩子在保姆家附近的书店偷东西被发现，害她觉得很丢脸，于是就不想再照顾这个孩子。这位父亲自此就对孩子软硬兼施，只求孩子别再当小偷，但是却没有起任何作用，孩子依旧照偷不误。

这位父亲表示，自己并不愿意用打骂的方式对待孩子，所以经常对孩子讲道理和劝告，即便每次都讲到超过一小时，也有询问孩子偷窃的原因，但孩子总是低着头不说一句话。后来，他实在受不了孩子的不听劝，就改用骂的，骂到自己的嗓音都沙哑了，孩子偷窃的状况仍没有获得改善。他于是很无奈地问道，自己到底该怎么做，才能让孩子明白偷窃是不对的行为？

你这个小小偷，可真让我头痛

身为家长的您，对于下述场景或许并不陌生。

某天，学校老师一状告到家里，说孩子在班上偷了东西，原本孩子还不肯承认，经过许久的折腾之后，孩子终于承认这是自己干的“好”事儿。

身为家长的您，在惊讶之余，可能还会感到很疑惑，孩子明明都有零用钱，可以买自己喜欢的零食或东西，自己又常常买这买那的给孩子，家中也到处都是他的东西，小家伙根本什么都不缺，怎么还会想要偷东西呢？

于是，等到孩子回家之后，您就把学校老师告诉您的事情，像录音机似的一五一十转告他，接着或许是苦口婆心的好言相劝，说明偷窃是不好的行为，以后可别再犯了；也可能是劈头就痛骂一顿，对孩子说今天晚上不准看电视或上网聊天玩在线游戏，好好地给我反省检讨才是正经事，并且警告日后如果再犯，肯定会有更严重的后果。

好了，该说的您都说了，该劝导或警告的也都已经表达清楚了。但是，您知道孩子当小小偷的真正原因吗？

哎呀，我的钱包瘦身了

我想起一位妈妈曾告诉我，她有个念小学一年级的女儿，是个比较安静内向的孩子，喜欢阅读和给爸爸妈妈抱抱。有一天傍晚，这位妈妈正要出门买东西，虽然她在前一天晚上已经领工资，但是为了确认，还是顺手拿起放在房间桌上的钱包，好计算一下可以买多少东西。结果她打开钱包一看，发现里面只剩两张百元钞票。

“奇怪了，我昨天晚上回家前，明明在银行取了一千元，加上原本的两百元，应该总共有一千两百元，那现在怎么只剩下这些？”她在心中纳闷着。

原本在钱包里的一千两百元，现在剩下两百元，所以有一千元不翼而飞。朋友家中除了先生、女儿和偶尔来借宿的外甥之外，并没有其他人。那阵子她先生请假返乡探视身体不适的母亲，而外甥当时也并没有来住，这么说来……就只剩自己的宝贝女儿有嫌疑了。

在校好学生，宁为小小偷

和许多家长一样，这位妈妈当时感到十分不解，孩子既乖巧又衣食无缺，况且前几天才从自己这里领了零用钱，为什么还要偷钱呢？她很想把女儿叫过来，和颜悦色地告诉孩子说自己钱包里的钱少了一千元，然后问孩子有没有看到钱在哪里。但是她总觉得这么直接地询问有些不妥，于是就先忍了下来。

到了周末，女儿一早就到附近的阿姨家玩，这位妈妈则待在家中整理房间。她在帮女儿换枕头套时，发现里面有一千元钱。她心想，自己给孩子零用钱，从来不会给那么多，而且刚好就是这么一千元。这位妈妈当时心想，自己应该破案成功了。

这位妈妈当时很难过，她还是不知道女儿为什么要偷钱。等女儿从阿姨家回来之后，她就把发现一千元的事告诉女儿，并且问孩子钱是否就是她拿走的，只见孩子低头不语，而且整个身子都缩了起来。经过再三追问之后，她女儿忽然哭了出来，接着就说：“人家真的没有拿！”

孤单的小神偷，想唤回父母的心

看着 7 岁的女儿掉眼泪，这位妈妈心中很难过，但是也气孩子怎么还在说谎，于是捺着性子告诉女儿，妈妈领完工资之后立刻回家，一直到隔天早上才再打开钱包，却发现钱少了，那么会是谁把钱拿走呢？母女俩又折腾了一阵，最后孩子终于点头承认自己拿了钱。但是，她为什么要偷钱？

“呜……嗯……陪我……”小女孩一边哭，一边说着。

“陪你？”这位妈妈对这样的回答摸不着头绪。

“陪……陪我嘛……”孩子依然流着泪答非所问。

这位妈妈只好继续捺着性子，询问女儿为什么要拿妈妈的钱，好不容易才弄清楚是怎么一回事。原来，孩子一直惦记着爸爸妈妈说过要带她到动物园，但是爸爸这几天都不见人影，妈妈也忙进忙出，常打电话给别人问这问那，他们似乎已经忘了这件事情。

“那你怎么不说呢？”这位妈妈困惑地问着。

“……”女儿又低下头默默地流泪。

这位妈妈这才想起来，先生最近因为婆婆的身体欠佳而非常担心，原本打算晚一点再请探亲假，却因为想返乡探望而必须提前休假，因此有时候就会比较晚下班，而夫妻俩也为了老人家的状况到处向朋友打听，当年纪还小的女儿跑过来要抱抱时，经常就会被拒绝。是否正因为如此，让孩子觉得用说的好像没有用，只好另出奇招来引起大人的注意，即使方式是错的。

偏差行为，透露重要信息

或许有人会觉得这根本是小事一件，孩子只是撒撒娇嘛，记得哄一哄就好了，孩子也犯不着用偷窃的方式来向父母提醒自己的存在。不过，孩子小小的心灵是很敏感的，而他们的某些偏差行为，有时是为了引起家人的关注。

像文章一开始提到的那位小学二年级男生的偷窃行为，可能就是向他父亲发出的求救信号。这孩子从小妈妈就不在身边，爸爸也忙于工作，忙到必须让孩子迁居非亲非故的保姆家，只有周末假日才能回家与父亲共度亲子时光。他原本在保姆家偷钱，被发现之后非但不停止这样的行为，反而将偷窃范围扩大到商店里。受到父亲的劝导或责骂时，这孩子不解释、顶嘴或反抗，只是沉默地面对一切。他是否因为想引起父亲的关切，才一再将事态愈演愈烈？

他们都有，我也要有

有些孩子是为了引起大人的注意而偷窃，但或许更多的孩子是因为物质欲望而起了歹念。大人眼中的小朋友，也是有自尊心和虚荣感的，当他们看到别的孩子都可以吃或用到某些东西，但自己却都没有时，心理其实是会不平衡的。有些孩子会向父母表示自己也要那些东西，如果父母答应了，可能就皆大欢喜，但是当父母不同意，孩子又禁不起物欲的诱惑时，他们就会设法得到可换取该项物品的金钱。要不到钱，那就用偷的吧！更有甚者，干脆就直接偷走那个自己想要的东西。

另一位妈妈则表示，两个已经念小学的儿子不断犯下偷窃的行为，刚开始是十元二十元地偷家里的钱，后来胃口越来越大，偷窃金额从几十元到几百元，后来都是以千为单位地偷钱，也开始在外面偷零食或文具。这位妈妈对此很伤脑筋，经过反省之后，觉得自己很少给孩子零用钱，或许这就是原因，于是开始给小额零用钱。

然而，孩子虽然有了零用钱，也明明知道偷东西是不应该的，但是偷窃状况并未获得改善，无论母亲如何开导、责骂，兄弟俩皆依然如故。做母亲的感到非常无助和失望，深觉人的欲望无止境，但除了讲道理和责骂，她并没有采取其他方式来纠正孩子的行为。

当偷窃成为控制不住的癖好

孩子的偷窃行为大多有因可循，比方说因为羡慕别人有得吃有得玩，自己的父母却不让自己吃这个玩那个，于是就以自助的方式自力救济，以达到目的。也有些孩子是想要得到父母关爱的眼神，而成了业余小偷，只因唯有把事情闹大，爸妈才真的会把头转过来，看看他们的孩子到底怎么了。

不过，也有些孩子偷窃的缘由并不是那么明显，问孩子为什么要偷，他也说不知道，就是想偷，没有特别的原因。当偷窃已经成了自己无法控制的惯性，很可能就是偷窃癖上身。

偷窃癖是一种较为罕见的心理状态，有这类癖好的人，无论自己多么有钱，不愁吃也不愁穿，仍然会隔三差五顺手牵羊，因为只要不偷，就觉得浑身不对劲。这些人把东西偷来之后，经常并不自行享用，反倒把这些战利品分门别类收藏起来，甚至找机会偷偷地物归原主。因此，这些人大多不是为了满足自己的私欲而偷取别人的金钱和物品，而是无法控制自己不去偷。

偷窃癖的成因至今尚未明确，根据研究显示，有偷窃癖的人，或许在儿时经历了较多的困难，为了降低自己无能为力的焦虑，而采取偷窃的手法来证明自己是有能力的；也可能是因为自觉做错了什么事情，才导致自身经历那么多的磨难，因此用偷窃来惩罚自己；另一种可能，则是由于各种因素而以偷窃来引起大众的注目。由于偷窃癖是比较复杂的状况，若发现孩子疑似有自身无法控制的偷窃癖好，就必须寻求专业的协助。

【为您支招】

——父母的关爱，让孩子跟偷窃说拜拜

偷窃是不正确的行为，这是毋庸置疑的。父母如何能透过偷窃事件的表象，摆脱想严惩孩子的心理，去理解孩子行为所透露出的信息，找到孩子需要协助之处，这将是能否有效协助孩子纠正行为的关键。

如何预防及纠正孩子的偷窃行为，是家长和老师都需要知道的教育步骤。

◎平常多关注孩子的身体语言和神情，因为他们未必都是以口语来传达，沟通关键信息。如果发觉家中的东西不翼而飞，或是孩子怎么突然间变得鬼鬼祟祟、神秘兮兮，这些都是重要的警讯，值得多加注意。

◎发现孩子偷窃时，可以理直气柔地告诉孩子这是错误的行为，也必须采取必要的处罚措施，例如三天不准看电视、上网或扣零用钱等，并请务必彻底执行。如果父母不坚持，孩子也会跟着松懈怠慢，如此一来只会让偷窃行为周而复始地发生。

◎然而，为了处罚孩子而不让他们看电视、玩电脑，并非是要他们什么都别做，面壁思过就好。这时，父母反而可以利用机会与孩子相处，比方说带他们出去走走、聊聊天，到图书馆看书和借书等，以不花钱的方式取代金钱交易行为，又可增加亲子共处的时光。

◎有些家长或许觉得自己什么都帮孩子准备得好好的，所以并不需要给孩子零用钱。其实，孩子迟早都得接触到金钱、靠自己赚钱和存钱，与其禁而不给，倒不如和孩子一起讨论、规划如何妥善使用零用钱，协助孩子建立正确的金钱观和理财概念，这是一生都受用的知识。

◎关于零用钱的多寡，可参考“需要的父母给，想要的自己赚”之准则，若孩子有额外的物质需求，就必须自行生财来取得。曾经有几个孩子利用课余时间，先在家中打好果汁，然后就在自家门前摆起摊子卖果汁赚零用钱；我也曾听说另一个孩子把自己的美术创作卖给同学来赚取零用钱，这些都是有创意的生财之道，也可及早培养孩子自食其力。不过，诸如洗碗、倒垃圾、整理房间和做好功课，都是孩子身为家中一分子和学生的本分，就不宜以金钱为诱因。

◎有时候，孩子偷钱、偷东西是为了面子，也可能是为了打点好人际关系，而偷钱买东西或偷东西送人。如果孩子功课比较差或较缺乏自信，就很容易以这种方式来获得他人肯定。

若是如此，父母就可以让孩子了解自己的长处，并且教给简单的社交技能，例如可找朋友到家中坐坐，让孩子练习当小主人，在互动中提升独立自主的能力和自我价值感。

三、孩子不诚实，是因为心怀恐惧

孩子说谎成习惯，父母真的很无奈

在亲子教育相关的报纸专栏中，常有读者来信询问如何处理孩子的说谎问题。几年前，某日报家庭版曾刊登一封读者来信，这位读者写道自己小学三年级的孩子非常爱说谎，每次说谎都挨骂讨打。当他责骂、惩罚说谎的孩子时，孩子都会跪地求饶，不过一旦事过境迁，这位小朋友又故态复萌继续撒谎，亲子之间就按照“说谎—挨打—求饶—再说谎—又挨打……”的互动模式循环不已，让这位家长相当头痛，不知如何是好。

通常我们生病时，都希望快把病治好，于是可能去看医生，也可能到处打听各种偏方，无论如何就是想药到病除、恢复健康。但是，有多少人能够在平时养成良好的生活习惯，善用自身及周围的健康资源，让自己的身体和抵抗力都越来越强，以避免疾病的侵扰？在苦苦追寻防止孩子说谎的绝佳妙方之前，是否也该思考一下孩子为什么要说谎？是孩子存心欺骗父母师长，或者他们其实另有难言之隐？

好学生怕考不好，鼓起勇气来作弊

在许多年前，当我还是学生的时候，在某学期的期中考之前，我和大部分的同学一样，为了准备考试而猛看书。到了考试的时候，我和班上同学一个个地奋笔疾书，想要把握时间把一道道的考试题写完。这科考试的题目并不是特别难做，但是因为要记和写的东西很多，所以也不是两三下就可以写完交卷的。

就在我写着考卷的时候，隐约感觉有一股小小的骚动，抬头一看，只见监考老师正站在一位同学的座位旁，好像在问他什么事情。另一些同学也陆续抬起头来瞧个究竟，大伙儿都还不太晓得发生了什么事。我们过了一会儿才弄清楚，原来老师抓到他作弊，要他停止作答出教室。

“我没有作弊！”这位同学对监考老师说。

“我看到了，请你出去。”监考老师平静地回应。

“我真的没有作弊。”这位同学再度重申自己的无辜，说着说着就哭了出来。即便如此，老师还是坚持要他停止作答。

我和其他同学面面相觑，看着自己的同班同学被请出考场，感觉有些尴尬，但也只能默默地看着他含泪走出教室，然后低头继续把考卷写完。

我和这位同学并不太熟，也不记得他后来是否有遭受处分或补考重修，但是我却记得，他在班上成绩不错，平时也很用功，并不是来学校摸鱼打混、浪费时间的学生。那么，他为什么还要作弊？是因为这次的考试刚好准备不足，却又无法接受自己考不好？还是因为怕成绩不够好，申请不到奖学金？

窜改成绩单，赏自己一个好成绩

除了考试作弊之外，学生涂改成绩单的事件也时有所闻，或许正因为如此，在一些思想品德教育的教材当中，就可以找到这类小故事。我记得曾经看过一则小文，内容是一对兄妹有天放学回家之后，妹妹发现哥哥在房间里涂改成绩单上的分数，哥哥说害怕成绩不好会挨骂，也请她不要告诉爸爸妈妈，妹妹勉为其难地答应了。

晚餐之后，这对兄妹把成绩单拿给爸爸看，两人都提心吊胆，害怕谎言会被拆穿，但是在昏黄的灯光下，爸爸并没有发现儿子的成绩单遭到涂改，只是看了看、签了名，就把成绩单还给孩子。兄妹俩终于松了一口气，原以为从此风平浪静，怎知隔天把成绩单交回给老师之后，就露馅了。

隔天晚上，爸爸把两个孩子叫到跟前。原来儿子的班主任在放学之前和家中取得联系，告知她发现这孩子的成绩单上面有涂改的痕迹。爸爸问儿子为何要作假，儿子回答："我怕考不好，会挨骂。"故事的结尾是，爸爸告诉孩子这样的行为是不对的，而且就算躲得过一时，谎言到头来还是会被拆穿的。

2008 年 10 月 10 日某报曾刊登一则《研究生偷改成绩单，自首被起诉》的新闻，内容是一位当时就读某研究所的学生，因为差八分就符合申请教育学科面试的资格，因此决定涂改成绩单上的分数，好让自己得以申请面试。后来有媒体接获关于篡改成绩单的爆料，这位同学发觉事情闹大了，才赶紧向警方自首。这位学生和帮助他印制假成绩单的文印店老板，以及另一位电脑绘图高手，都被法院按伪造特种文书罪起诉。

只知其然，却不知其所以然

另一则相关的媒体报道，出现在某报纸的专栏，是一位读者的狱中投书。这篇文章是他写给父母亲的祭文，这样的祭文也是我第一次看到。该文作者的父母亲已经去世了好几年，每逢清明节，他就特别想念他们。他的父亲在他因诈骗被捕押进看守所里等待审判时，因气愤过度引发脑溢血过世，而悲伤的母亲也在半个月之后与世长辞。作者表示，或许父母亲当时并不明白，从小乖巧伶俐的儿子，竟然会因为诈骗罪而锒铛入狱。

话说起来。作者在四岁的时候，有一天无意间发现父亲放在沙发上的裤子口袋里，有一张十元的钞票，于是一时性起把它抽了出来，准备拿去买冰淇淋吃。正当他准备出门时，被父亲看到了，一问之下，原来儿子从自己的裤子口袋里拿了钱。作者写道，以他当时的认知程度，从父亲口袋里拿钱就像从柜子里拿玩具般理所当然，但父亲可不这么想，立刻拿起竹条把他毒打一顿，同时大声斥责孩子怎么可以当小偷，让他难过得哇哇大叫。直到母亲闻声冲出来阻止，父亲才气呼呼地停止打骂。

当时年纪还小的作者，并不知道自己错在哪里，脑中也毫无偷窃的概念，只知道挨打是因为父亲不喜欢他擅自拿钱。从此以后，他就觉得父亲不爱他，只有母亲是疼他的，甚至还怀疑父亲并非亲生的爹，只因为他每次犯错时，父亲都不由分说、声色俱厉地施以打骂，平时也总是板着一张脸，小小的心灵于是产生了无边的恐惧。

从小受包庇，长大蹲监狱

作者的母亲刚好相反，对儿子向来宠爱有加，每当他一做错事就想尽办法隐瞒父亲，母亲即便知道了也不会说出去，只因为她不想让孩子挨打，从此就养成了作者依赖母亲瞒天过海的习惯。先是在母亲的包庇之下窜改成绩单，后来更学会了遇事撒谎、见风使舵，在父亲面前扮演乖孩子，心中却忐忑不安。作者当时觉得当乖乖仔实在很累，因此就挑父亲看不见的地方当坏孩子，在学校对同学恶作剧，不过因为老师也觉得他是品学兼优的好学生，当然就不会怪到他的头上来。

等到作者长大之后，就进大学念了金融专业，毕业后担任银行的柜台营业员。这份工作令他感到无趣，他也觉得收入不高，于是在老同学的怂恿之下开始玩股票，在初期也尝到了甜头。尽管如此，他不敢让父亲知道自己在炒股，更不指望家里会拿钱让他炒股，因此便绞尽脑汁苦思如何弄到更多钱。

后来，作者在报纸上看到一则报道，有一位中年妇女以高利息作诱饵，总共骗到了一千多万元的资金，于是他心想：咦，如果我也这样，就不愁弄不到钱啊！把钱弄到之后再投入股市，即便只有不到五成的回报，也能让自己连本带利把钱还回去。他当然也有想过万一赔钱该怎么办，但是一夜致富的诱惑实在太大，大到让他深信自己可赢得这一局。

他接着就找同学和亲友筹资，向他们打出高利息的诱因，并且表示银行为了获取储户的资金而把利率提高，把钱存到自己服务的银行可比做任何投资都划算。作者的银行职员身份，让他轻易地从这些人的口袋中取得资金，他就把钱全部投入股市。怎知后来资金被套牢，自己反而得赔钱给这群投资人，于是他一边采取拖延战术，一边在心中企盼股市会有奇迹出现。然而，天不从人愿，后来也有人打电话到他所服务的银行查询，事迹终于败露。

孩子不诚实，是因为心怀恐惧

孩子真的喜欢作弊、说谎吗？一旦作弊或说谎，就得担心被发现、被拆穿，但是又得表现出一副轻松的模样，心理压力其实很大。那么，为什么还要这么做？以考试作弊来说，有些孩子可能是不够用功，也或许是用功了但生怕自己达不到父母的要求，例如成绩不好会遭到处罚，因此就靠作弊来提高分数。这当然会有被抓到的风险，但是如果没被发现，岂不是赚到了。

另外，有些孩子并不选择作弊，而是在成绩单上做手脚，可能会谎称成绩单还没发下来，也可能在成绩单上涂涂改改，然后谎说自己不小心打翻饮料，而把成绩单弄脏，或者把责任推给别人，让自己置身事外，甚至干脆自己在成绩单上模仿家长的签名。一般而言，孩子在做错或做了不好的事情之后，会因为担心受罚而充满压力，导致心生恐惧，启动了撒谎的诱因。

因此，孩子说谎多半是因为害怕挨骂挨打或被罚，有时则是为了想保住面子。当他们发觉自己可能遭受责罚时，就会开始思考：我是要说实话，还是说谎话？倘若说实话会受到处罚，说谎话却有全身而退的机会时，孩子通常会选择冒险撒谎。如果父母只因看到孩子说谎就非得处罚，却不花时间了解谎言背后的真相，孩子就只得到恐惧而非道理。

以严厉责罚对付孩子的说谎，只会逼得孩子不得不持续提升自己的说谎本领，用谎言使自己趋吉避凶。他们会学到，唯有把说谎技巧磨炼得高超无比，方能避开种种不利于自己的处境。如同前述在狱中投书的读者般，孩子长大之后，撒谎就成了他们人格的一部分，凡是遇到困难或质疑，大多会报之以谎言，好像不说谎就搞不定事情似的，自信和自尊受到严重扭曲，也很难面对人生中的挫折与失败。

【为您支招】
——想要孩子诚实，自己先得要诚实

父母一旦发现孩子说谎，一定要立刻处理，不能因为心疼孩子而姑息这种行为。越早处理，家长和孩子付出的代价就越小，双方承受的伤害亦得以降到最低。

◎美国一项亲子关系的研究显示，几乎所有的家长都表示，当他们的孩子企图隐瞒时，会出现一些常见的身体姿态，包括快速眨眼，不敢看父母，低头向下看，持续吞口水、舔嘴唇或清喉咙，用手遮口说话，把手放在喉咙上，扭动手指，在对话时擦擦鼻子、搔搔头、摸摸脖子、耸耸肩等。因此，父母可以通过动作观察，来推测孩子是否说真话。

◎如果孩子出现作弊的行为，要先了解作弊的原因。是因为怕成绩不好被父母骂，怕自己在班上失了面子，怕父母在人前失了面子，怕补考或重修，还是学不好这一科或根本没兴趣？如果学习不好，是因为听不懂老师的授课内容，读书的方法不对，没有专心读书，或者是其他因素？先发现原因，再从中找出解决方式。

◎一般而言，当孩子心中强烈的欲望无法获得满足时，就会设法去达成这股欲望，达到目标的手段也就包含了欺骗。大人不允许孩子做某件事情或拥有某些东西，一定是有原因的，可能是孩子想要的东西很贵，或是孩子已经有很多类似的东西等。家长应该好好和孩子沟通、说明，并且一起找出替代方案，好降低孩子的欲望。

◎若要孩子不说谎，父母本身就必须诚实。父母要问问自己是否有说谎的习惯，是否经常以模棱两可的话来应付孩子的需求？甚至，是否曾经让孩子替父母说谎？我看过一则漫画，一位女孩正在讲电话，图片下方有一行这样的文字："我爸爸要我告诉你他现在不在家……"这简直就是向孩子提供"来说谎吧"的负面示范。

◎有些父母习惯一人当黑脸（管教者），另一人当白脸（疼爱者），并且认为这是一种可以"取得平衡"的教育方式。但是，这些家长可能想象不到，这种一人惩罚、一人纵容，一人严厉、一人松散的家庭教育，非但会让孩子茫然地摇摆在两者之间，还会严重影响其人格发展，很容易养成欺善怕恶、阳奉阴违的"双面人"。再者，孩子也会为了躲避惩罚，而撒谎隐瞒自身过失，久而久之就无法再说真话。

四、父母承诺频失信，孩子守信办不到

面对孩子的要求，您如何回应

有一天，安妮塔和两个孩子在客厅里享受着凉爽的秋日周

末午后。她正在看电视，两个孩子则在客厅桌旁的小地毯上玩着心爱的玩具。安妮塔手里拿着遥控器不断换台，想找个好节目来看，换着换着，电视上就出现了有着许多小动物的画面。

“哇，好可爱的猫咪啊。”喜欢猫的女儿，抬起头专心盯着电视屏幕。

“小喵喵睡觉的时候好可爱哦。”儿子跟着他姐姐抬起头来看电视。这时，画面中的猫妈妈正舔着四只睡眼惺忪的小猫咪。

“妈妈，我们能不能养猫咪？”女儿的房间里满是猫咪玩偶、摆饰和海报，在街上看到猫咪也会停下来和它们打招呼。

“对嘛，妈妈，让我们养喵喵好不好？”儿子也学着姐姐向妈妈求情。

“嗯……”安妮塔这时正拿起茶几上的杂志翻阅着，“如果你们有人考 100 分，就可以养猫咪。”她随口回应了孩子们的请求。

“哦！”两个孩子欢呼了起来。

说好的猫咪呢

为了想赶快养猫咪，两个孩子变得更加勤奋用功读书。3 个月之后的一个下午，两个孩子放学回到家，安妮塔帮他们开门之后，只见姐弟俩非常雀跃。

“妈妈，我考 100 分了。”儿子得意地从书包里拿出满分的考卷。

“真的啊？弟弟好棒哦。”安妮塔看着考卷，开心地称赞儿子。

“妈妈，那我们什么时候去看猫咪？”女儿紧接着问。

“看猫咪？看什么猫咪？”安妮塔只觉得满头雾水。

“你说过如果我们有人考100分，就可以养猫咪。”女儿说。

“对啊，对啊！”儿子接着说，“我考100分，我们要养猫咪。”

“哦，有吗？”安妮塔心中一惊，压根儿忘了自己曾不经意地对孩子们许下的承诺。“爸爸妈妈很忙，你们又都还这么小，怎么懂得照顾猫咪？”

“是你答应我的。”女儿很不甘心，继续据理力争。

“不行不行，”安妮塔也很坚持，“我们家不适合养小动物。”

父母承诺频失信，孩子守信办不到

香港律师王思迪曾写道：“大人对待孩子，总是胡乱许下未经大脑的承诺。然后，这些孩子长大成为不守信用的教师、政客、丈夫、妻子、父亲、母亲。”许多家长因为孩子年纪还小，就认为对孩子提出不管是否可以兑现、而且经常是无法兑现的承诺，只是哄哄孩子的必需手法，孩子并不会放在心上。事实真是如此吗？

不守信用的家长，很容易培养出草率、信口开河与不负责任的孩子，只因父母就是如此对待自己的。大人如果说话不算数，就很难在孩子面前建立威信。若只是因为觉得孩子还小，哄骗一下也不会怎样，日积月累之后，孩子就不会在意父母所说的话，反而把父母的交代或叮咛当作耳边风。这时，家长可能会很生气，纳闷孩子为什么不听话。其实，孩子并非蓄意作对，他们只不过是有样学样罢了。

总是对孩子做出承诺的父母，出发点或许都是好的，只是希望通过物质或其他方式的激励，提升孩子取得进步的意愿和动力。不过，若父母频频为自己的失信寻找各种借口，承诺所带来的正面刺激就会逐渐消退，进而永久失效，孩子也会替自己做不到的事情，编织出各种说辞来推托，而不愿找出真正的原因寻求改善。

这让我想起一则发生在印度的小故事。

你要什么，我都答应

一位父亲正坐在家中的书房看报纸。过了一会儿，他听到妻子从客厅传来的声音："你还在看报纸啊？能不能过来劝劝你的女儿？她不肯吃东西。"

这位父亲听了之后，立刻放下手中的报纸走向客厅，只见小女孩流着眼泪、神色恐惧地看着餐桌上的一碗米粥。他的女儿再过不久就满 8 岁，既聪明又乖巧，却偏偏最不喜欢吃米粥。

这位父亲清了清喉咙。"来，小宝贝乖。你知道爸爸最疼你了，能不能为了爸爸，吃几口粥呢？"他温柔地对女儿说。

小女孩渐渐停止了哭泣，用两只手的手背擦干眼泪。"爸爸，我不会只吃几口，而是把整碗粥喝完。如果我喝完了，你可以答应我任何事情吗？"

"亲爱的，当然可以！"这位父亲只想着要女儿喝粥。

"真的吗？"小女孩又问了一次。

“真的，爸爸答应你。”两人于是钩了钩手指头定下承诺。小女孩又说：“妈妈也要答应。”小女孩的母亲只得伸出手和女儿打钩钩。

这位父亲开始感到有些焦虑。“小宝贝，你知道我们家不是很有钱，可能还没办法买很贵的东西给你……”他想防患于未然。

“爸爸，我不需要那些。”小女孩说完之后，神情痛苦地慢慢喝下眼前的这碗粥，等她喝完之后，就直直地看着父亲。此刻，大家都屏息以待。

爸爸，我要剃光头

“爸爸，我要剃光头，而且这个星期天就要。”小女孩果然语出惊人。

“太离谱了。”孩子的母亲叫了出来，“女孩子怎么可以剃光头？不行。”

“我们家的孩子从来不会这样！”孩子的奶奶这时走过来，她也看不下去了，“这孩子一定是电视看太多。现在的电视节目真糟糕。”

这位父亲眼见事态严重，于是开始劝导女儿：“小宝贝，你能不能换个要求？我们不想看到你变成光头。”

“不，”小女孩回答，“我不想要别的，就要这个。”她很坚决。

“小宝贝，”这位父亲接着说，“你为什么不试着了解我们的心情？”他几乎在恳求。

“爸爸，你也看到了，喝粥对我来说是多么痛苦的一件事，”小女孩又哭了，她继续说道：“你已经答应我，现在就要守信用。你一直告诉我，做人要诚实、讲信用，所以我希望你能守信用。”

这位父亲思索片刻。“我们是应该守信用。”他对大家宣布。

“你疯了吗？”他的母亲和妻子异口同声地质疑。

“如果我们不守信用，她就永远学不会信守自己的承诺。”他转向女儿，“小宝贝，我们就这么说定了。”

为了好同学，情义来相挺

又到了周一。这位父亲照例开车送女儿上学，走出车外和女儿互相挥手道别，然后看着已经是个小光头的女儿走向教室。这时，有个小男孩跳下车，叫着女儿的名字，然后两位小朋友就结伴进教室。这位父亲看到同样也是光头的小男孩，心中有些诧异。“这可能是流行吧！”他揣测着。

“先生您好，您的女儿真了不起。”一位女士下车走了过来，“刚才和您女儿一起走的小男生，是我儿子。他……他得了血癌。”她停顿片刻，眼泪就这么落下来。“他上个月都在治疗，不能来上课，头发也因为化疗而全部掉光。他怕被同学笑，原本不想回来上课，”她继续说着，“您的女儿上周来看他，然后答应帮他摆平可能会被取笑的事，但我没想到她会因为我的儿子，牺牲掉自己美丽的头发。”

这位女士接着说：“先生，您和您的夫人真有福气，有个心地如此善良、高尚的女儿。谢谢你们全家！”这位父亲呆若木鸡地站在原地，稍后也流下了眼泪。“我的小天使，是你教了我什么是无私的爱！”他为女儿的付出深深感动。

在上述故事中，如果小女孩的父母不由分说就否决她的请求，她就会认为大人总是食言。不过，若家长一心只想着要孩子完成某项任务，而不假思索地允诺孩子的任何要求，就必须承担答应任何要求之后的风险，因为是您先承诺的。故事中的小女孩，有着天使般的心，但假设她到头来狮子大开口，提出不合理的要求，而父母为了守信又无法毁约，或许就会觉得这孩子可真是小恶魔。

被爽约的阴影，跟随一辈子

父母对孩子的失信，其实会对孩子的一生造成重大影响。美国知名的婚姻家庭专家史葛利和特约翰博士，就告诉了我们一则这样的故事：

有一位中年男子向两位博士寻求咨询。在一次交谈中，他道出了一段将近三十年前的心碎往事。

在他小学毕业前，学校的班主任为同学们规划了亲子夏令营。他当时兴高采烈地跑回家，想跟父母宣布这个天大的好消息。他的母亲当时正好出差，于是他就对父亲说，父亲似乎也感受到了他的高昂兴致，就一口答应会陪他参加夏令营。

两周之后的暑假，老师将夏令营的集合时间与地点，告知所有报名参加的学生和家长。他就兴致勃勃地整理自己的背包，然后等待父亲下班回家和他一同前往。等啊等的，依然不见父亲的踪影，等到集合时间已过，父亲还是没回家。这时，坐在背包旁的他开始流下了失望的泪水。

过了两个小时，父亲终于回来了，只见父亲若无其事地表示公司有些状况，现在没事了，明天早上直接到营地。到了第二天清早，他天还没亮就起床做好准备，但等到父亲起床之后，却丝毫没有要走的意思，只是说着自己背痛，不能在营地打地铺，然后对他说："你已经大了，可以自己去。"

他说，这是他一生中最难过的时刻。当他独自前往营地，回头看着父亲时，父亲却在清理自己的钓鱼用具，看都不看他一眼。当时，他感觉父亲忽然变成一位陌生人，眼泪接着就流了下来。那次夏令营，只有他是孤独参与。他找了很多理由说服自己，父亲是因为这样那样的理由而无法前来，然而他后来终于明白，父亲根本没有想要陪自己参加活动，只是缺乏说实话的勇气。

他接着说，这在大人眼中，可能是一件微不足道的事，但是却成为自己心里几十年来无法抹去的阴影。虽然他的父亲早已过世，伤痛的记忆却依然盘旋不去。两位专家不禁在心中想着：一旦摧毁了孩子单纯的信任，该如何重建？受损的亲子关系，又该如何修复？

【为您支招】

——有守信用的父母，才有守信用的孩子

美国知名的亲子教育作家南·丝弗曾经表示，小孩子或许不总是记得父母的再三叮咛，但是对于父母随口答应的事情，却永远记得一清二楚。其实在许多时候，父母并非故意不守信用，而是可能在当下禁不起孩子一再要求，一时之间又想不到更好的说法来回应，也可能因为不忍心直接拒绝孩子，于是就先答应再说。

有些父母则是会在答应孩子的同时附带条款，要求孩子达到某种标准之后，才会履行这项承诺。这是一种激励方式，会让孩子为了达到目标而努力追求好的表现，如果孩子真的做到了，父母却做不到自己曾经答应的事情，会让孩子觉得自己被骗了，因为说话不算话也是谎言。孩子耳濡目染，也就跟着照单全收、乱开空头支票，同时逐渐失去对父母的信任、尊敬和爱。

在您要求孩子信守承诺之前，自己就必须先说到做到。

◎教育孩子是必须认真对待的一件事情。有位妈妈曾经分享说，她在带孩子的时候非常战战兢兢，虽然孩子还很小，她却不敢乱说话。如果自己太忙没时间或外面天气不佳，她绝对不会这么哄孩子："宝贝乖乖，妈妈等一下带你出去玩。"假使她不想给孩子吃零食，也绝不会说："你把饭饭吃完，晚上妈妈就给你吃饼干哦。"这位妈妈说，无论是多小的事情，也不管孩子是否听得懂，只要是她说出来的话，就一定兑现。

◎如果答应孩子某件事情，事后却无法做到，一定要向孩子说明。例如，若答应孩子要带他出去玩，或是买东西送他，后来却因故未能达成，就要对孩子坦承自己做不到的原因，同时针对与孩子有关的部分致歉。可能有人会拉不下这个脸，但这却是最好的示范。孩子感受到您的诚意，了解您并非故意失信，就不会失去对您的信任，也能学到该如何体谅他人和勇于承担。

◎如果有些事情是您办不到或认为不合理的，就要避免答应孩子，平时也要多和孩子沟通，让孩子知道家中的经济状况和您的底线，同时建立孩子正确的价值观，否则承诺之后再来反悔，只会让自己的信用扣分。

◎制订简单易懂、容易遵守的规则，并建立合乎逻辑的失约后果，来协助孩子学会遵守约定。简明易守的规则，会让孩子感觉守约是一件可以做到、令人愉悦的事情，也可为他们带来自信心和成就感。失约后果则让孩子知道若违反规则，就必须承担例如遭受处罚等不愉快的结果，从中学习为自己的行为负责。

◎孩子的心是很脆弱的，容易受伤，也很容易破碎，一旦因为父母的失信而遭受损害，就很难再加以修补和复原。所以，父母必须仔细呵护孩子稚嫩的心，把它捧在手中好好珍惜，诚心以待。这是上天赐给您最珍贵的礼物。

动作小教室

【父母看一看】
——空间的接触和运用

拉邦曾说："我们的身体构造，使我们得以比其他动物更容易在个人运动空间中伸展。一项研究指出，人体结构与其空间路径的关系，促进了彼此协调的各种形式。明白空间中和谐关系的规则，我们就能够控制和形成自身动力的流动。"

我们的身心发展和空间有着密切的关系。在我们呱呱坠地的那一刻，便挥舞着手脚宣告自己已来到这个世界上，同时建立我们自身的个人空间。在婴儿的成长过程中，无论是躺着伸展手脚、翻身让自己坐起来、俯身在地上爬行，或者是努力让自己站起来，都是以动作拓展个人空间的水平面（左右）、垂直面（上下）和矢状面（前后），而这些也都需要专注力方能达成。

当这些身体能力成形之后，婴儿才能伸手去拿玩具、爬向父母敞开的双臂、和兄弟姐妹玩翻跟斗，站起来看看桌上放着什么东西，并且在过程中认识各种人和事物。因此，掌握了身体空间感，就等于打开了探索事物、与人沟通和建立认知的大门。一个人的身体空间感越明显，意图和自我肯定也越清晰。因此，一个轻松、开放的体态，就是心中坦然的外在表现。

【亲子动一动】
——让想象力动起来

一般提到创造力，我们的脑海中大多会浮现诸如脑力激荡的游戏，或者是风格独特的平面和立体设计。其实，我们的身体除了各项功能性的操作之外，也同时具有创造力。如果家长能和孩子一起发挥想象力，摆脱固定的体操或舞步模式，您将会发现，我们的身体智慧，有时是超乎想象的。如果您的孩子年纪比较小，可与他们进行以下活动：

我的身体会画画

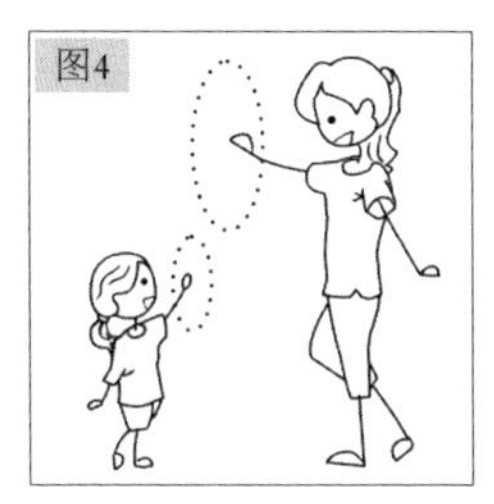
图4

1. 若家中有落地镜或穿衣镜，可在镜子前面进行此活动。若无，则可以和孩子面对面。

2. 先请孩子一起动动手脚，放松身体，然后请孩子用手指在空中画出一个个点。（如图 4）

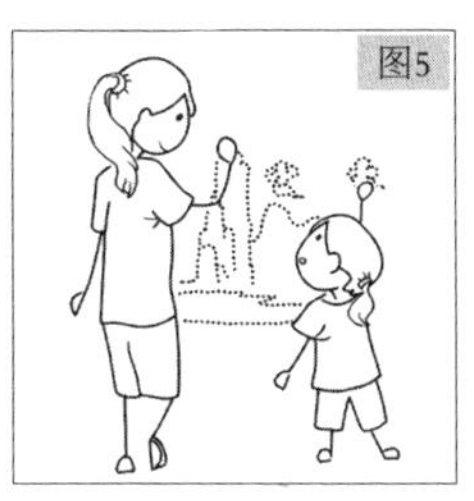
图5

3. 接着，请孩子用手指在空中画出直线、横线、斜线、弯弯曲曲的线条，直到增加长短、弧度等。（如图 5）

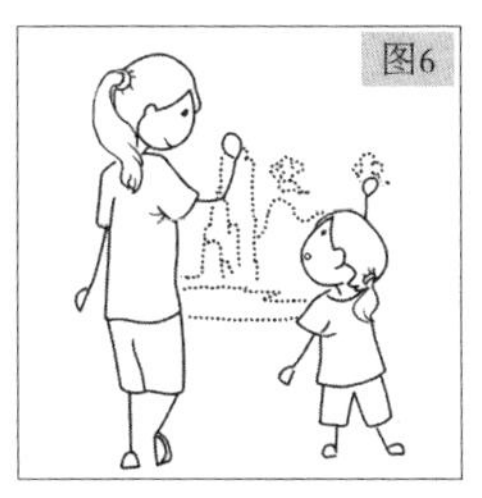
图6

4. 等孩子熟悉这些动作后，可用头、手肘、膝盖、臀部等不同部位，画出各种线条和简易图形。

5. 用意象引导身体绘画，比方说画一朵云、画一条河等，让孩子发挥身体想象力。

6. 和孩子共同创作身体山水画，可以你画一笔、我画一笔，借共同的肢体创作和互动增进亲子交流，更可以把过程拍摄下来。（如图 6）

对于年纪比较大的孩子，则可以多观察他的身体空间使用。一般来说，空间中的方向直接或间接地与动作者的意图、动机相关。比方说，当孩子肚子饿回到家，看到家人在餐桌上准备了一个热腾腾、刚烤好的面包，并且招呼着来吃时，孩子通常会直接走向餐桌，先拿起面包咬上几口再说。这个走向餐桌拿面包吃的动作，在空间上是直截了当的，动作路径是很单纯的直线，也有明显的起始和结束，并非迂回曲折的焦点转移。

反之，如果孩子买了什么东西不想让家人知道，而这东西又大到放不进书包里，孩子拿起钥匙开了家门之后，就得小心翼翼地停下来，左顾右盼一阵之后，再蹑手蹑脚地跨出通往房间的第一步，但又担心直接进房间会太明显，于是可能走走停停，先走到沙发后面躲起来，然后悄悄地走到柜子后面藏身，等确定四下无人之后，再踮起脚尖溜进房间里把东西藏好。这样的空间使用是迂回的，在动作路径上有数个转折，动作本身也不仅只有单一的目标。

因此，通过观察动作的行进路径（直接或间接）、动作者的体态（开放或封闭）和脸部表情（坦荡荡或神秘兮兮），就比较能掌握动作者的内在动机。不过，动作的意义也必须放在动作者的处境和自身情况中看待，比方说封闭的体态在身体不适、沮丧难过时也会出现，所以只要多多观察，就能分辨出其中的差异。

第 3 章
任性小孩的求救信号

“我就是不要。”“再玩一下下嘛。”“对啦，我们这组就是最烂。”……孩子种种选择任性、被动、偷懒耍赖等行为，其实都正在向我们发出求救信号，需要我们悉心的照顾。

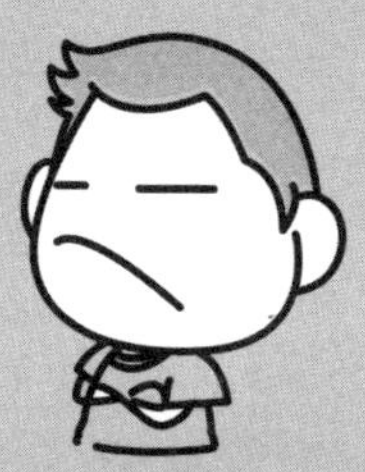

一、父母不放手，孩子不动手

孩子玩具常失踪，爸妈侦探请出动

“妈妈，我的无尾熊宝宝不见了，帮我找一下！”常常找不到东西的小杰，每当自己心爱的玩具又不见踪影时，就会流着眼泪向妈妈求救。

“小杰，你记不记得自己把它放在什么地方了？”妈妈好声好气地问道，“房间里有没有？”

“房间……”小杰走进房间，用眼睛很快地瞄了一遍，“没有看到啊！”

“妈妈，我的小熊猫……”莉莉也来凑热闹，“有没有看到我的小熊猫？”

“莉莉，你记不记得自己最后一次是什么时候，在哪里看到你的小熊猫？”妈妈试着引导，“想一想！”

“我每次都把它放进玩具柜里，但就是找不到啊。”莉莉回答。

“你确定吗？”妈妈再次确认。

“妈妈，我的无尾熊宝宝……”小杰还在求援。

“好了，好了。”看来妈妈只得亲自上阵，扮演寻回玩具的侦探。当妈妈走进小杰的房间时，“哇，你的房间怎么这么乱啊？”

“唔……”小杰支吾片刻，“我……找不到嘛。”

“妈妈，那我的小熊猫呢？”莉莉生怕妈妈忘了帮她。

“小杰，你先整理一下房间，”妈妈说完就走到玩具柜前，结果一打开柜子的门，只见成堆的玩具一起涌出，“哇，玩具怎么都掉出来了？”

各位亲爱的父母，您是否也经常忙着帮孩子找东西呢？

父母不放手，孩子不动手

当孩子还小，还拿不稳东西时，当然是由父母代为布置、整理房间，等孩子稍大之后，就开始教导孩子认识自己房间里和家中的各项物品，什么东西摆在哪里、为什么要摆那里，还要告诉孩子东西用完之后要放回原处。这些都是很基本、很简单的事情，只要多告诉孩子几次，等到孩子大了一些，就自己知道要到哪里去找什么东西，用完之后也会放回原来的地方。

可能有很多家长认为，整理孩子的房间真是一个深具挑战性的任务，因为房间往往整理好了，过不了多久就乱了，然后只见孩子又跑来要爸爸妈妈帮忙找这个找那个。既然是孩子的房间、孩子的东西，那么为什么是要父母去找呢？为什么有这么多家长觉得孩子的房间很伤脑筋？

问题的症结，在于到底是谁整理房间。如果孩子到了一定的年纪，却依然是由父母来帮他们整理房间，久而久之就会让孩子觉得这是理所当然的事情，当找不到东西时，自然也是找父母要，因为东西不是孩子自己整理的嘛，他们哪知道要上哪儿去找呢？整理和找东西的差事，都有父母代劳，这时若还想指望他们自己动手整理，就等同于天方夜谭。

我很忙，哪有时间整理房间

忙碌了一整天的父母，如果除了自己的事情之外，还得整理孩子的房间，当然会因为额外的整理工作而觉得累和烦。不过，如果因为孩子没有整理自己的房间，而心生不满甚至直接埋怨、责骂孩子，也并非良好的沟通方式。在开口要求孩子之前，请先想想：您有没有教孩子如何整理房间，以及告诉孩子这是他自己应该做的事情。

如果孩子不知道该如何整理房间，那是因为家长没有教，或者教了但是不够清楚；或者是孩子学了，但因为事后缺乏练习而忘记了。其实，孩子跟大人一样，在学习新的事物时，需要有人在一旁先行示范，然后带着他们一起动手做，运用脑力和身体两者的记忆力去吸收、了解、记忆和熟悉，才会成为自己的本领。如果仅是口述教导，对于年纪较小或记性较差的孩子来说，是不容易记起来的，这时就需要反复指导和练习。

另外，有些孩子或许会表示自己太忙，所以没时间整理自己的房间。这时，父母可以想想，孩子到底在忙些什么？是因为放学后、假日时都得赶赴各才艺班、补习班，或者因为忙着打电子游戏，和同学、朋友在网络上聊天而导致时间满负荷，没空？还是想逃避自己整理房间？

孩子如果一直依赖父母整理自己的房间，他们会依赖父母帮他们做其他事情，比方说不想上学，就要求父母代为向学校请假；肚子饿了，就跟父母要东西吃；在外面捅了娄子，就回家开口要父母代为解决；毕业之后不好好找工作，而是待在家中无所事事，却指望父母亲为自己点燃一盏明灯、指引方向……如果从小没有逐步训练孩子整理自己的东西、处理自己的事情，等他们长大之后，就无法具备成人社会所该有的负责态度，事事都要别人代劳。

让孩子观摩整理房间的过程

与其唠叨着要孩子整理自己的房间，倒不如先花点时间让他们看看您是如何整理房间的。孩子并非天生就知道如何整理环境、保持环境清洁，所以需要大人来教导。家长可以先问问自己：您自己的房间整洁吗？您自己是爱干净的人吗？您是否有拨出时间教孩子如何清洁和整理他们自己的房间？如果您的答案大多是 No，那就无法期望孩子懂得自己整理房间。如果孩子在看过您整理房间之后，还能跟着您一起整理，自然而然就能学会整理房间。

以下是一位美国妈妈的整理法则，在此提供大家作参考。

整理的法则，不外乎是分类和定位，所以不妨在孩子房间里摆三个大塑料桶（塑料材质好清洗），然后告诉他这三个桶子各放什么东西，比方说第一个杂物桶放玩具等物品，第二个脏衣服桶放换下来的衣服，第三个垃圾桶则是放不要的东西。可以鼓励孩子发挥创意，替每个桶子绘制图文标示贴上去，这样更有助于辨识和提升整理的效率。

当桶子和标示都就位之后，您就可以开始把地上的东西捡起来，依物品属性将之放进其中一个桶子里。先让孩子看着您做，稍后就让他和您一起做。掉在地上的衣服都算脏衣服，所以就放进标示脏衣服的桶子里。布娃娃算玩具，所以就放在标示杂物的桶子中。至于食物的包装和纸屑等，最后的归属就是标示垃圾的桶子。

当物品各就各位之后，请再检查一次。如果孩子已经学会辨别脏衣服、玩具、杂物和垃圾，这时就可以把焦点放在杂物桶上。看看里面有没有书，有的话，带着孩子一起把书放回书架或书柜，把作业本放回书桌上或放进书包里，把笔放进书桌上的笔筒里，再把布娃娃放回原来摆设的地方，如床头、柜子上或其他特定位置。

孩子必须管理自己的生活环境

接下来，就要让孩子学习如何自己动手整理房间。铺好床单、装枕头套、折被子、擦家具和吸尘，都是要学的项目。当孩子熟悉这三个筒子的使用之后，就要开始设立规则。请告诉孩子：从此刻起，在地上的东西一律都是垃圾。因为这些东西并不值得孩子花时间将之归类、放好，所以就视同垃圾。然后，将杂物筒拿出房间，告诉孩子现在房间里只会有脏衣服和垃圾两个筒子，再告诉孩子，如果您经过他们的房间时，又看到地上有东西，您就会把它们放进垃圾桶。

除了整理房间的规则之外，也要培养孩子定时整理的习惯。可以依照孩子的作息和活动项目，订出一个固定的整理房间时段和赏罚规范，决定之后就要彻底执行。如果孩子都有按时整理自己的房间，可给予口头鼓励，或带孩子去吃他们喜欢的东西，参与他们喜欢的活动，尽量不要以金钱作为奖励，因为整理自己的空间是他们分内的事。若孩子没按时整理，就要予以适当的处罚，比方说少看半小时电视、少吃一种零食等，并且以建设性的活动替代孩子原本会做的事，例如以亲子共读替代孩子自己看电视或打电子游戏。

重要的是，家长要确认自己前后一致、贯彻执行和守住自己对孩子所做的承诺与规范。如果您看到孩子房间的地上有玩具，一定要立刻将之放进垃圾筒里。当清理垃圾的时间来到时，让孩子看着你的清理过程，他们就会眼睁睁地看到自己心爱的玩具和其他垃圾摆在一起。这样，他们很快就能学到要把自己的东西放好，否则就会被丢掉。

孩子的个人空间和需求

孩子会经历各个成长阶段，每一阶段的状况也不尽相同。孩子的需求、选择和喜好，会随着年龄渐增而有所改变。孩子的房间一旦整理干净，您就可以知道什么东西是孩子现在正在用的，什么是需要添购的，什么是不再需要的。首先，请以孩子的角度来教导他们整理房间，整理的方式必须简单易懂，让孩子有主动整理的意愿，而收纳空间的设置也需考虑到孩子的身高，例如将大筒子或篮子放在地上，就很方便孩子放置物品，其他如矮柜、层数较少的书架、儿童用挂钩和衣架，都适合运用在孩子的房间。

关于孩子的玩具，最好也分门别类整理，比方说将积木、布偶、拼图、乐器类的玩具等分别放置于不同的收纳容器中。如此一来，孩子就不用从架子或柜子里一下子拿出一大盒玩具，万一不小心掉在地上，还得麻烦您再带着孩子把东西一一捡起来收好。如何处理孩子已经不需要的东西？请在家中其他地方找到放置这类物品之处，可把它们送给有需要的人，或带着孩子将它们拿到二手玩具市场交换。

除了提供方便、足够的收纳空间之外，养成孩子整理房间的习惯也是很重要的。为了让孩子及早习惯自己整理房间，可以在每天晚上睡觉前带着孩子一起看看他的房间，而非只是丢一句“记得整理房间哦”。检查一下房间，有没有什么东西还在地上，东西有没有放对地方。可以放点睡前音乐，或把收拾玩具转化成某种形式的游戏，让整理房间变得有趣，整理完后才就寝。若孩子从小就能够管理自己的个人空间，长大之后就会对自己的工作、人际关系和生涯规划更加负责。

【为您支招】

——孩子的独立自主，从做家务开始

当孩子掌握整理自己房间的技巧之后，就可邀请他们和您一起做家务。

◎有些家长在孩子小的时候，就会开始教孩子做简单的家务，例如擦家具、择菜叶、盛饭端菜、收拾餐具、洗碗、吸尘等。可依照孩子的年龄找出适合他们现阶段的家务，一边做一边教他们如何做，不但可培养孩子主动协助家务的习惯，也可减轻家长的负担。

◎关于家务的分配，除了可依照孩子现阶段能力来决定，也可以通过家庭会议来讨论。全家人找个悠闲的时段，坐下来说说家里有哪些环境需要大家共同来维护，问问孩子有没有想要主动负责哪些家务，或者大家一起讨论，该怎么分配比较好，借此让孩子也了解家庭成员的想法，以及参与讨论、决定的过程。

◎我有位朋友的侄子，原本都习惯随便放东西。他的行为举止，据我朋友形容就像个野孩子，只因孩子的父母本身就不喜欢整理家，也疏于关照孩子，后来这孩子就因故搬到我朋友家。我这位朋友平日就很注重整洁，加上两人关系不错，孩子就这么看着他仔细地抹家具、擦地板、整理书桌，不到半年的时间，孩子就会主动拿抹布，学着伯伯仔细地擦家具。另外，这位朋友也很爱阅读，潜移默化之下，孩子变得愿意甚至喜欢读书，这就是做好身教的极佳范例。

◎当孩子完成一件家务时，有时候或许做得不是很完美，若家长这时立刻跳出来指导所谓的正确方法，反而会让孩子有挫折感。孩子毕竟年纪还小，许多事情需要时间去熟练，如果直接挑毛病，会降低他们日后自动帮忙的意愿。在孩子头几次做某项家务时，可以陪着他们，教他们怎么做，再慢慢放手让他们自己做。

◎在超市中，时常看到家长带着孩子一同购物，比较小的孩子可能就坐在手推车上，大一点的孩子就由父母牵着或自己跟在父母身边走。这时，可请孩子帮忙把您从架子上拿下来的东西放进购物车或篮子里，等孩子比较懂事时，就可以教他们如何看懂商品标示、比较分量和价位，及早养成选购安全食品、用品和精打细算的习惯。

◎若家中有车，在假日时就可邀请孩子协助洗车，也可利用这宝贵的时间和孩子多聊聊，让孩子知道您是多么努力、辛苦工作，才能购得全家的代步工具。等孩子掌握洗车的技巧后，如果他想要买任何想要而非需要的东西，不妨鼓励孩子找朋友一起在家附近安全的地方提供临时洗车服务，自己赚钱去买想要的东西，或以此作为替社会福利机构募款的方式。

二、过度呵护，孩子怎能学会负责

孩子大小声，父母赔不是

几年前的某一天晚上，我正在街上等公交车。当时因为已经过了下班高峰时段，所以等车的人并不多，公车站只有我和另一对母女站在那儿等候。站在我身旁的这对母女，母亲的年纪感觉上比较成熟，女儿虽然块头并不小，但从言行举止看来，感觉上像是小学二三年级的学生。这样的亲子搭档应该很常见，但这对母女却吸引了我的目光，因为女儿的书包是由妈妈在背。

当时，我的心中有些好奇，既然这位小女孩块头不小，也没有表现出身体不舒服的样子，那么为何是妈妈帮她背书包呢？好奇归好奇，我也不好一直盯着别人看，否则被误认为是怪阿姨可就麻烦了。于是，我又转回头去遥望着不知何时才会出现的公交车。

正当我一边看表，一边想着接下来要处理的事情时，忽然听到一声“不要啦”，我转头一看，原来是小女孩的声音。只见她对着自己的妈妈又喊又叫的，好像有人得罪了她，需要破口大骂似的。不过，这位母亲既没有制止，也没有劝导，反而是向女儿道歉。

“好……好啦，对不起，对不起……”她一股脑儿地对女儿赔不是。因为这对母女先前说话的声音并不大声，我没听清楚谈话内容，也就不知这番局面的来龙去脉，但我很确定没有听到任何争执或拉扯的声响。到底是什么事情让小女孩这么生气，她的妈妈却如此低声下气？

人家就是不要啦

正当我看着这位母亲满脸歉意地说着“好了，对不起，来，乖……”时，小女孩又大声地飙了一句：“人家就是不要啦，很烦呀。”她的嗓门之大，整条街都听得到，加上当时也没有太多汽车和路人经过，所以她的声音听起来格外清晰。这时，她的妈妈已经没再说什么，只是不时轻轻拉着女儿的衣袖，既亲切又抱歉地想安抚女儿，但小女孩似乎并不领情。

此刻，在我眼前的是一幅反差很大的画面：一个穿着小学校服、戴着眼镜的小女生，下巴上扬、挺起胸膛、双手叉腰、气呼呼地看着远方，好像要找谁理论似的，非常理直气壮。她的身体姿态，则让我联想到一只茶壶。反观她的妈妈，一位细瘦的中年妇女，也戴着一副眼镜，只见她略低着头，一肩背着女儿的书包，另一肩背着自己皮包的上半身稍微前倾、下垂，唯唯诺诺地请求女儿的原谅，这模样活像个小媳妇。

妈妈帮女儿背书包，还得挨女儿的骂？我真的被搞糊涂了。困惑之余，此情此景又让我忆起另一则往事。

哥哥姐姐，我该怎么办

在更久之前，一位朋友找我帮她协助搞活动。那是一个小学升初中学童的夏令营，总共三天两夜。在第一天时，我们替学员办理报到、分组和分配房间。当他们都把自己带的物品安顿好之后，就在一间教室里集合，按照分组坐在事先排好的座位上。

首先，辅导员组长欢迎每一位学员，接着介绍每一组的辅导员（各一位），以及其他负责住宿、伙食等的工作人员。最后，请每组推举小组长。五分钟之后，每一组都选出了小组长，辅导长就宣布每组接下来要讨论的事情，并且请小组长带领讨论，讨论之后还要上台报告。

我当时是负责活动场地的杂务，所以有机会在场内四处走走，同时看看是否有什么需要适时处理的状况。有些组的小组长会请教辅导员一些事情，不过通常问了一两次之后就可以自行带领组员进行讨论，唯独有一组的小组长不停地问。

“哥哥姐姐，辅导员组长刚刚说的是什么意思？”“哥哥姐姐，是不是这样……”“哥哥姐姐，我刚才这么说，接着要怎么说……”这位小组长是个男生，长得斯斯文文也很有礼貌，看样子并非故意找碴，所以他那组的辅导员也总是面带微笑地耐心回答。每当他得到答复之后，都很高兴地回到组员身边，但没过多久就又找上门来，如此反复了好几次。

不到三分钟的时间，小组长再度造访。“哥哥姐姐，我该怎么办？”他又来找辅导员求救了。

温室的大门开不开

“你刚才已经问过好几次了，”辅导员和颜悦色地说着，“你要不要自己想一想？”小组长转头看着另一位辅导员，仿佛希望她能再次伸出援手，可是她却一言不发地对着他微笑。

“我相信你很聪明，而且你都很用心把事情问清楚，现在回去讨论吧，你的组员都在等你。”大辅导员提醒着。小组长听了之后，只得转身回去带领讨论。之后，他就没再来找辅导员。

等到第三天活动结束时，学员们的家长陆续前来接自己的孩子回家。我当时正帮忙检查有没有人忘了自己的东西，过了不久就看到这位小组长的家长来接他。我和这一家人之间有些距离，但也不算太远，虽然听不清楚交谈内容，但从他们的表情和身体语言来看，这个孩子备受呵护。他的妈妈先是拿出手帕帮儿子擦汗，爸爸接着就赶紧把儿子的背包从双肩上卸下来，原来他要帮儿子拿着。我就看着一家子这么走回车子上。

这孩子真是好命，我当时心想着。但是，已经要升初中的孩子，应该可以自己背包包吧。

您的身边有“彼得潘”吗

几年前的商业周刊曾经报道“彼得潘症候群”，意即一个人年纪虽然已经不小了，但是个性和行为却仍像小孩子似的。文中提到，现代社会这几年来有所谓的幼稚化倾向，许多人遇到挫折、失败时，容易怪罪他人，或是自责、自我逃避，犹如拒绝长大的孩子。另外，也易于倾向低自尊，不愿负起责任，找借口推诿，无法容忍挫败。

彼得潘症候群这个名词源自已故的美国心理学家丹·凯利于1983年所出版的著作《彼得潘症候群：不曾长大的男人》。截至目前，世界卫生组织尚未认可此症状为心理疾病的一种，而美国心理学会所出版的《精神疾病诊断与统计手册》第四版也并未将之列人。然而，在现实生活中，越来越多成人无法负起成人应该有的责任，甚至连穿着都像个青少年。

世界知名的情绪障碍专家、西班牙格拉那达大学的人格与心理治疗系教授胡贝莉娜·萝布列斯·奥特嘉表示，过度保护孩子的家长，会培养出彼得潘症候群的大小孩，因为从小受到父母太多呵护的孩子，很难发展出面对未来人生所必需的各项技能，例如判断力、决策力、解决问题的能力等。

天下父母心，绝大多数的父母都是爱护孩子的，尤其在现代子女少的社会中，家中的孩子简直比掌上明珠还要珍贵。关爱孩子是天经地义的事，但是如果过头了呢？孩子自己可以做到的事情，如果都由父母或其他大人来代劳，孩子以后还会有动机、意愿自己处理吗？

当彼得潘长大之后

在现代社会中，这些在温室中长大的“彼得潘”，认为这个世界到处都是棘手问题，而且非常缅怀光荣的青少年时期，因为在人生的那个阶段，从小培养出来的小公主、小霸王性格就会“发扬光大”，反正父母从小就帮自己做这做那的，就继续做下去吧，我在旁边等着收成就好。因此，他们会希望停留在这么一个特权阶段。

近年来继彼得潘症候群之后，学者又发展出另一个崭新的名词——小大人，即小孩和大人的合体字，来形容这些具备孩童心态的成年人。这些人的个性通常是任性、涣散的，经常以自我为中心，总爱把责任推给别人。另外，他们也很依赖，害怕孤独寂寞，希望身边随时有帮手搞定一切，也因而缺乏自信，因害怕失败而惧于做事，更难以接纳挫折，做事稍不顺遂或遭受批评，很容易产生情绪化的反应或干脆放弃。

当孩子长大之后，这样的状况更会影响到他们的工作、人际和婚姻关系。因为害怕承诺与负责，这些人在和异性深入交往时，会因为不想给予承诺而选择逃跑，两性关系也比较不稳定，常常换伴侣，而且很有可能越换越年轻，以便舒缓被长辈要求成家的压力。他们也许因为习惯了随心所欲，在人际关系和职场上容易受挫，总觉得和周围的一切格格不入。若成为家长，也会因为个性不成熟而导致夫妻、亲子关系恶化。

【为您支招】
——父母不放手，孩子不动手

常常听到许多家长抱怨，自己总是花很多时间整理孩子的东西，而我也曾听说过孩子一边玩、一边丢玩具，妈妈就跟在后面随手捡起的例子。若孩子年纪还很小，协助整理是可以理解的，但如果孩子已经念小学中年级了，还是由父母代为收拾东西，父母做的就太多了。正因都是父母在做，孩子没有机会学习，所以当然不会，也没有意愿自己动手做。

现代社会的生活水平比起以往真是好得太多，各项条件也越来越好，那么，为什么会有越来越多的所谓问题儿童和青少年？许多忙碌的家长，为了弥补疏于陪伴孩子的亏欠，有空的时候就对孩子宠爱有加，没空的时候则以金钱或物质享受来取代面对面的亲子共处与交流，甚至会和其他家长在物质条件上一较高下，好像出手阔绰就比较光彩。被过度关爱和物质宠坏的孩子，无法从自己的内在生出力量，身心时常是无力、散漫的，动不到三分钟就喊累，更别提负担其他重责大任了。

另外，有些家长也因为疼爱孩子，就不准孩子在地上爬行翻滚，也不让他们在户外的土地上做活动，只因为会弄脏衣服。其实，爬、翻、滚等是儿童发育过程中的重要动作，不但可增进大动作和精细动作发展，还会刺激内耳、前庭、骨骼和神经系统的发育，有助维持平衡感、手眼协调、左右脑均衡发展以及记忆和理解力。上述于爬行过程中接收的良性刺激，可提升身体和空间智能的发展，让孩子知道自己身在何处以及如何避开障碍，有助形成抽象思考，对于数理学习极有帮助。

故事书里的彼得潘或许很讨人喜欢，现实生活中的彼得潘可就麻烦多多。若想让孩子未来的路走得更顺畅，就需要从小培养动手能力。

◎孩子自己整理环境或处理其他事情，可能没有家长来得整洁迅速有效率。如果家长因此而嫌东嫌西，甚至干脆接手自己做，孩子会有挫折感，日后也不会愿意再做完事情后又被唠叨。让孩子尝试自己做事情，一开始或许不够完美，但熟能生巧，以后一定做得又快又好。

◎当孩子向您要答案时，请带着他一起寻找，也就是先找到问题点，而非立刻就提供解答。孩子的提问通常和生活经验相关，父母可以就日常生活中的习惯和现象，引导孩子思考事情的前因后果。孩子提问是好事，表示他们对事物充满好奇心，如果家长能带着他们一同抽丝剥茧，孩子的领悟会更深，无形中也累积了生活经验。如果孩子只是懒得自己思考，或仅期待别人代劳，父母就更要耐心地引导他们动动脑，以培养独立思考的能力。

◎以角色扮演游戏启发孩子的思考力与行动力。我有一位朋友，常和她的女儿玩医生与病人的游戏，由孩子扮演医生，妈妈扮演病人。病人会将自己的种种症状告诉医师，比方说这里痛那里痛、吃不好睡不着，或者其他更奇特的状况等，医生就得想办法解除症状。孩子天马行空的创意解决方案，未必是真正有效的，但是通过扮演病人的妈妈反馈，扮演医生的孩子就得以调整自己的做法，无形中养成孩子思考、解决问题的能力及习惯，日后就不会依赖别人为自己搞定一切。

◎父母本身要有弹性。做事情的方法不止一种，就像从A点到B点有许多不同的路径可选择，直线或许是最快的方式，但较为曲折的路线，却能看到更多不同的风景。因此，不妨放下追求完美的要求，让孩子以自己的步调去体验人生吧！

三、松绑了原则，孩子失去的不只是时间

电子游戏真好玩，就是忍不住想玩

看过《蜡笔小新》的读者，对于这书中的两则对话可能还有印象。一则是关于小新的爱看电视。

小新妈："小新，你又开电视了。"

小新："我又不是要看电视。"

小新妈："那你在做什么？"

小新："我在核对报纸上的电视节目表有没有印错。"

另一则是关于小新的爱打电子游戏。

小新妈："我以为你在写功课，竟然是在玩电子游戏。"

小新："这又不能怪我。"

小新妈："难道要怪我？"

小新："没错，谁叫你走路声音那么轻。"

小新这些无厘头的回答，不是显示自己执拗到言之有理，就是怪妈妈走路声音太轻，让他来不及听到，赶快把电子游戏机收好。在现实生活中，这样的对话或许不曾在您的家中出现，但是，您是否也为了孩子的爱看电视、爱打游戏机而伤透脑筋？

上网时间过久，健康难以永久

根据某教育基金会于2008年所做的调查，有为数众多的青少年沉迷在网络的虚拟世界中，最常做的就是玩在线游戏，比例高达百分之61%。这项调查指出，有将近50%的青少年担心自己的考试成绩会因为上网而受到影响，但是却无法不让自己沉醉在网络的天地里。

许多父母也许已经发现，孩子在不必上学的寒暑假中，总喜欢待在家里，可见放长假确实是网络成瘾的危险期，稍不留神，孩子就很可能因为不断地"再玩一下嘛"而不吃不喝，不起来走走，也不和家人交流，成天只是坐在电脑前盯着屏幕按鼠标，不知现在是黑夜或白天，更不知道今夕何夕。

长时间坐在电脑前玩在线游戏、聊天或处理电子文件，确实会导致生活作息不正常、睡眠减少，对身体健康和人际关系都会造成负面影响，媒体也曾经报道有人因为待在网吧玩在线游戏的时间过久，准备起身离开时却当场猝死的憾事。原本可以让人们生活更加便利的电脑和网络，这下可成了健康的大敌。难道，它们真的对健康仅有害而无益吗？

玩游戏机来减肥，到底减了多少肥

我前年曾到一位朋友家做客，这也是我第一次亲眼看到 Wii 游戏机（一种掌上游戏机，可以感应出玩家所做出的各种动作），并亲身体验 Wii。朋友说，因为他们夫妻俩平常都十分忙碌，所以常用玩 Wii 来代替做运动，反正 Wii 上面有滑雪、棒球、拳击、高尔夫球、保龄球及网球等运动游戏，画面和音效也都相当逼真，身临其境仿佛真的在做运动。在国外，甚至有家长想用 Wii 来帮孩子减肥。

《英国医学杂志》在一项研究中指出，以 Wii 来帮助孩子减肥，效果其实并不如预期来得好。英国利物浦约翰摩尔斯大学的运动科学研究人员，特地找来 10 多位 13~15 岁的青少年，请他们每天花 1 小时使用固定式的 XBOX 350 主机玩世界街头赛车Ⅲ，以及 Wii 的保龄球运动、网球和拳击游戏，并在他们身上装置计算热量消耗的监测仪，以比较静态和动态游戏所消耗的热量差异。

研究结果显示，这些孩子玩了一周的电脑动态游戏之后，在热量的总消耗量上，只比静态游戏增加了不到 2%。由此可见，玩动态的电子游戏确实可以为体重管理带来帮助，但是成效并不大。所以，若真想让孩子甩掉身上多余的赘肉和脂肪，还是得老老实实地在真实世界中做运动，毕竟在 Wii 中打球，基本上只要按按钮即可，不必真的拿球或球具打击，在身体力量的使用和筋骨活动的幅度上就差很多。

事实上，打电子游戏可能增肥肉

有一则报道披露了一项小型研究。这项研究显示，如果青少年每天玩 1 小时的电子游戏，当天的饮食量会比没有打电子游戏的日子还更多。这项研究以 22 位体重正常的青少年为测试对象。研究中发现，若这些青少年在午餐前打 1 小时的电子游戏，午餐的食量会比花 1 小时休息的时候更多，而他们接下来并不会做更多体能活动，来燃烧掉过剩的卡路里，也不会在之后吃少一点。

这项研究计划的主持人查普指出，以往的研究大多是观察儿童、青少年的行为模式，无法证明他们的媒体使用习惯和体重之间的因果关系，然而这次研究却进一步探讨了电子游戏和儿童、青少年饮食习惯的相互关联。

查普在过去的研究中发现，使用电脑也会造成卡路里摄取的增加，而本次研究，则进一步说明了儿童、青少年在打电子游戏时，大多是想吃糖分和油脂含量偏高的食品。查普的研究小组邀请测试者来实验室两次，其中一个上午让他们玩了 1 小时左右的足球电子游戏，然后就吃午餐。另一个上午，则是请他们在午餐前安静休息 1 小时之后再用餐。测试者回家之后，必须依照指示记录当天所吃的其他食物。

实验结果发现，这群青少年在打电子游戏时所消耗的热量，比单纯休息的时候还多，但是他们所摄取的食品热量，却远超过在电子游戏过程中所消耗的热量，平均多出了163卡。虽然这项研究的结果仍有待进一步讨论，不过查普推测，电子游戏构成儿童、青少年的卡路里摄取量逐渐升高，在现实生活中的状况可能更为严重，因为他们在家中可以花上好几个小时打电子游戏，甚至还一边吃零食。假设电子游戏会对儿童的饮食习惯造成长期影响，这将是令人担忧的现象。

松绑了原则，孩子失去的不只是时间

以前常听大人说，若只打电子游戏而不念书，迟早会变笨，而且若因为沉迷电子而疏于阅读，孩子写出行文不畅的文章的概率确实会提高许多。有些家长可能很容易接受“打电子游戏会变笨”的说法，不过事实上并非如此。也许有些人觉得打电子游戏很容易，按按鼠标就好了，哪有什么了不起的。

其实，电子游戏并不像想象中的那么简单。想象一下，如果要在一眨眼的时间内掌握10个或更多窗口、几十位战友的各种状态，还要当机立断做出正确的决定和指令，其实是有难度的。以动作元素来看，打电子游戏在空间上是多焦点，时间上则是快速，稍纵即逝的，需要非常专注、理智和果断，才能克敌制胜。

其实，电子游戏并非百害而无一利，以我本身玩Wii的经验，它确实可以训练反应力。台湾阳明大学神经科学研究所的洪兰教授也曾撰文说明，她自己的实验结果显示，打电子游戏的行为和智力测验中的“瑞文氏空间推理测验”有高度关联，打电

子游戏者的测验分数非但远超过不打电子游戏者，打电子游戏者在模拟能力，也就是运用已知知识来推论未知知识的能力上，也比不打电子游戏者高出很多。

我记得几年前曾看过一则杂志上的报道，一位国外的社会新鲜人因为在履历表上列举自己玩过的在线游戏，以及在游戏中所扮演的角色、负责的任务、带领的团队、分工与战略运用，而获得知名科技公司的面试机会，到后来更应聘成功。另外，玩在线游戏也可以是一份工作，现在许多游戏公司都需要游戏测试师，是产品研发过程中的重要角色。让老板付钱给你打电子游戏，对于电子游戏爱好者来说，确实有很大的吸引力。

因此，问题的症结并不在电子游戏本身，而是在何时及花多少时间去接触它。再营养的食物，若吃得过量也会出问题，能提高反应力、空间概念和模拟能力的电子游戏，如果玩得过火也会造成负面影响，不但有可能因此荒废学业，也会打乱作息，造成睡眠和饮食失调，更会影响沟通能力和与他人面对面互动的意愿，干扰人际关系，更严重的则是持鼠标和久坐所导致的鼠标手和血液循环不良，严重损害身体健康。

【为您支招】

——除了电子游戏，人生还有其他好风景

我在某次旅行时认识一对夫妇和他们的儿子，这一家人很特别，家中有电视机，却没有有线电视，也没有电脑。那么，电视机是做什么用的呢？是用来偶尔看看 DVD 的。这对夫妇在家中经常和孩子一同阅读，也常带着孩子到各地旅行，接触各式各样的文化和环境，让他小小年纪就已经去过将近20个城市，而且一定让他背着自己的背包。这个孩子性情温和，很有礼貌，也很有自己的主张，身体非常灵活，而且没有近视。

而前知名电视新闻主播，现任富邦文教基金会董事长的陈藹玲，则是在成为母亲之后，为了孩子而关掉电视机，让电视远离孩子的视线，只因不希望让电视成为取代父母角色的廉价保姆，也全力避免让电视成为孩子生活中最重要的娱乐。他们家是有选择性、阶段性地关机。当孩子还小，学校功课做不完，当然是不可能让他们因为电视而荒废学业，等到孩子大了之后，就鼓励他们看好节目。所以，她并非全面禁止，而是在节目的选择和时间的控制上下工夫，并且陪着孩子一起看，更会共同讨论节目内容，顺便来个机会教育。

我曾经听过一位咨询心理师的亲子讲座，他在演讲中分享自己的亲子相处之道。他们家很少让孩子看电视和接触电子产品，而且在家中规划出很多可以让亲子一起活动的空间，每逢假日更是带着孩子到自家耕作的农地中翻土、除草、播种、施肥和浇水，也趁此机会让孩子认识各种生物和锻炼体能，让孩子从小开始接触大自然，在户外自由地奔跑跳跃翻滚。孩子们觉得外面的世界好玩极了，谁还想看电视、打电子游戏啊！

其实是否需要对孩子禁电视和电子游戏，见仁见智，就像世上许多事物般，并没有绝对标准的答案，而且现实情况是，根本很难下禁令。其实除了防堵策略，还有其他的方法。

◎查普建议，父母必须控制孩子看电视和用电脑的时间。

专家通常建议，儿童每天接触电子媒体的时间不宜超过两小时，但是却有研究显示，只有极少数的孩子能够遵照这项建议。若孩子受到电视、电脑的过度刺激，大脑的思考能力恐怕会减退。因此，孩子看电视和打电子游戏的时间，真的需要父母来把关，也必须慎选电视和网络节目，并且最好和孩子一同欣赏。

◎现在有许多学校都早已将教学数字化，例如台湾新北市的三峡建安小学在几年前就开始推动电子书包学习，并于2009年获得补助，添购70台笔记本电脑辅助教学，四年级以上的学生人手一台，还可以带回家用。既然孩子在学校已经大量注视电脑屏幕，在家就更需要规范孩子看电视、打电子游戏的时间，以保护孩子的视力，多出来的时间则可用来从事体能活动，以健全孩子的发育。

◎与其禁止孩子玩在线游戏，倒不如花点时间了解他们为什么那么爱玩。据我所知，有些家长和心理从业人员为了解在线游戏的魅力，他们或者和孩子一起玩，或者自己接触不同的电子游戏，从中理解孩子的虚拟世界。有一位咨询师就说，当他和青少年个案提起在线游戏时，那些孩子都相当惊讶，而他对游戏内容又了如指掌，让孩子们觉得他很内行，因此就更服了他，让咨询过程顺利许多。

◎以身作则。这是一句老话，然而，若父母自己一回到家就坐在沙发看电视，或者直冲书房开电脑上网，孩子怎么可能不有样学样，你又怎能奢望孩子会自行节制看电视或上网的时间。

◎多带孩子到户外走走，接触大自然。在网络上找到的生态信息，不会比亲眼所见来得有趣和印象深刻。父母更可以利用这些户外活动的时光，与孩子共同认识大自然，丰富亲子的生态知识和环境意识，一起珍惜我们所处的这块土地、这个地球。

四、沮丧的小组长，需要更多看见和赞美

在家活泼、在外害羞的孩子，很伤脑筋

我曾在一个网络亲子论坛上看到一位妈妈的求助留言。她表示自己两岁多的女儿在家时既活泼又有趣，堪称家中的开心果，不过一出门就完全相反，变得既害羞又怕生。比方说，每当她带女儿出门时，女儿都习惯躲在她身后；一旦有人靠近，女儿就吓得赶紧跑回她身边。

这位妈妈带女儿去上音乐班时，在课堂上，女儿不敢大声对老师道谢或道别，排队的时候也不敢和同学靠得太近，往往和前一位同学保持很大的间隔距离，让这位妈妈不知如何是好，开始担心自己的孩子是否有社交恐惧，而到处寻求解决之道。

另一位妈妈则是抱怨自己的儿子在家既好动又调皮，而且求知心切，但是一出门就好像变成另一个人似的，在众人面前都不敢说话，而且每当拍照时就马上躲在爸爸妈妈的身后，请他站出来也扭扭捏捏地不愿配合。这位妈妈对儿子这两种极端的表现很是苦恼，甚至对儿子的表现感到失望，不明白自己的儿子为什么不能和别的孩子一样落落大方。

亲爱的家长，若您的孩子也有类似的情况，您会有什么感觉和反应呢?

电子游戏与动漫，是我的好朋友

我曾在几年前到一个机构带领一个混龄团体，团体成员从青少年到成年人都有，性别比例还算平均。第一次团体活动将近10个人参加，到了第二、第三次就陆陆续续来了更多成员，有些人是第一次团体活动时刚好有事请假，有些则是新加入的成员。这几位新成员一开始显得比较怯生生，话不多，好在有些老成员会主动和他们交谈，所以后来大多就逐渐适应了团体。

比较引起我注意的，是一位在第二次团体活动才出现的少年成员。在团体当中，他的年纪相对而言比较轻，在活动开始之前，我看到他一个人默默地在墙角看自己的书，顶多也只有和机构的工作人员交谈。然而，当我在团体活动一开始邀请新成员自我介绍时，他的话却不少，而且说着说着就把话题延伸到他喜欢的电子游戏和漫画上，需要有人不时把他的话锋转回来。

我接着观察他的身体动作。因为这位成员酷爱电子游戏，所以他在团体当中，时常会自顾自地出现许多打斗的动作，而且一启动就很难停下来。我感觉得出来他很喜欢表现这些动作，毕竟这是他生活的一部分，但其他团体成员并未接触动漫，所以有些人一开始对这些动作很不习惯。

在众多的动作中犹豫着

在舞蹈与动作治疗中，有一个很基本却不太容易的技巧叫做镜映，即在团体成员彼此的熟悉和信任度都提高时，带领者通常在基本的热身之后，邀请大家轮流以自己的动作带动热身，让其他人跟随。镜映的最开始是动作模仿，通过跟别人做动作，去感受每个人不同的动作特点，感受这个动作带给自己的感觉，以及去体验、感受和接纳（不需要喜欢）带领者做这动作时可能会有的感觉，逐步让自己和对方在身体和情感上达到协调，以建立信任关系。

因此，到了第三次的团体活动，我开始邀请每个人轮流带领大家热身。有些人的动作仿佛自己就是武林高手，有些人仿佛化作了天边一朵云，有些人的动作则好像有剧情似的。当轮到这位成员带领热身时，只见他一边上下挥拳，一边解释这是哪一个电子游戏的动作，接着开始出现蹲下又起身的姿势。这时，我就以口语描述他的动作特点，比如动作的力量、方向和身体水平的变化，而不带任何主观评价。

不过，他的动作比较零散，没有系统，有时候正做着一个动作，又想起做别的，然后又想到另一个动作，就这么自顾自地犹豫了起来，接下来却突然出现一连串快速动作，而且不是很容易跟随模仿。此时，我观察到部分成员已经有些不耐烦，也更确认他需要较多的结构统一，于是就请他在这些动作中选定一个来带大家，这样大家才能看清楚，做准确。

展现或收敛，实在很苦恼

随着团体活动次数增加，我觉察到这位成员其实多少感受到了其他人对自己的感觉，而且或许因为他年纪轻，使得他在团体中比较缺乏自信，因此有时候当他又开始讲个不停时，他会讲着讲着就冒出一句："啊，反正就是这样啦，不讲了。"其实，我们平常带团体活动会不时遇到这类状况，所以如何在成员激情抒发和顾及其他成员感受之间取得平衡，真的要靠经验累积与现场应变，并没有绝对正确或错误的处理方式。

在我们的团体活动过程中，时常会有分组的情况，可能两两一组，也可能五六人成为一组，进行集体即兴创作。在某次的团体活动当中，在大家分组之后，我请每组自行推荐小组长，此时就有些人举手自愿当组长，包括这位成员。我当时心想，这是个好现象，表示这一次的活动激发了他的组织动机，让他愿意给自己机会尝试当领导者。由于他必须带领讨论，并且统一大家的意见，对他来说是个好的练习。我和机构人员也在各组之间游走，确认大家都在讨论，也大致了解各组的组内互动状况。

在稍后的小组表现中，他这组果然出现了动漫情节和动作，是一位大侠带队在深山中突围。当他们击退敌人之后，众人就哗的一声跳下来避开危机，任务圆满达成。这时，只见他忽然跑到旁边拿起一包东西，那是他带过来的一些塑料机械人之类的玩具。这显然是他临时想的点子，因为根据该组稍早的讨论，并没有这段情节。只见他翻着袋子里的东西，一下选这个，一下选那个，当机构人员提醒他可能要快点做决定，因为还有别组在等时，他忽然说："哦，没有了，好了，结束了。我知道我们这组最烂啦。" 接着就自顾自地走回去，留下有些错愕的同组成员，但他们也立刻会意过来，便鱼贯走回自己原来的位置。

沮丧的小组长，需要更多关注和赞美

前几次团体活动，机构人员有稍微说明这位成员的状况，但因为他是新加入的，所以工作人员当时也尚在深入了解中。后来

我们知道，他非常想念一位已经过世的长辈，有时甚至会在团体中提起，而且每当他与家人及同学发生冲突时，他就会想念这位从小照顾与疼爱他的长辈。他与同组成员时有冲突，这或许正是他的防卫机制，由于他本身人际关系紧张，这一现象就在团体这个小社会中显现出来了。可是，当他有机会自我表达时，却又停不下来，感觉他有很多东西累积在心中待抒发，也需要他人的接纳与肯定。

因此在之后的团体活动中，我就找机会给他正向回馈，例如在轮流带热身时说出他的动作特点，并且在出现有规律的节奏时特别强调，也在稍后两人一组的表现中，称赞他的动作有创意、多变化，与伙伴之间很默契。我就这么一次又一次地看见、鼓励，渐渐地，他的口语和动作表达变得比较有组织和章法，不再像以前一启动就停不下来。由于专注力提升，他在分组时更会主动邀请组员加入。最令我惊喜的是，在某次团体活动中，他刚好又担任小组长，然后在每组轮流表现之前，当我问大家如何使动作的节拍更清楚时，他立刻回答："把节奏喊出来。"而当他那组在表现时，他真的就喊出拍子，部分成员也跟着一起喊。相较于之前缺乏组织和方向性的动作，这真是一大转变。

等到他对这个团体更加熟悉、信任时，他就开始在下课之后跑来跟我说谢谢。我不敢说自己做了什么了不起的事情，只是十分乐见他的组员逐渐接纳了他。通过一次又一次的团体互动，成员们逐渐接纳了这位年轻成员的动作特质，而他也通过用自己的身体做别人的动作，体验到每个人的不同和特长，也逐渐统一了自己的口语和非口语表达，在发言时会自己结束，不用别人再提醒。这样的团体正是一个共同创造的过程，带领者并非权威的老师，而是团体过程中的催化剂，通过引导让各个成员放心地做自己，表现自己与接纳他人。

在互动中关照他人和做自己

当这位成员加入时，机构人员曾因为他不太能控制自己在团体中的发言而有些顾虑。诚然，团体是属于每一位成员的，每个人都有权利发表或不发表，也需要尊重别人的表达方式和时间空间，以及适应每个人不同的步调。那段时间，我常在让他尽量抒发和控制团体活动时间这两端摇摆着，就是设法找出一个平衡点，既关照到其他成员的感受，又不至于让他感到压抑。

他的情况其实和第 1 章第 1 节的恰恰有些类似，都是平时缺乏情绪疏通渠道，所以到了团体中就比较不能控制自己的表达，有力量但缺乏明确方向感的动作，也显示出内心的焦躁与不安。舞蹈与动作治疗的一个主要目标，是促进人际沟通，但这并不代表行为矫正和性格改造，而是在交流、体验和冲突、厘清中相互学习，找到一个自己舒服、别人也自在的方式。我们不可能喜欢每一个人，或许也无法奢望人人都喜欢自己，毕竟每个人都有自己独特的个性和脾气，如何找到一个可接受的互动模式，才是团体活动的目标。

在团体活动过程中，我们也尊重每个人当下的状态。人总是有情绪的起伏，有时候开心，有时候苦恼，所以每个人都有权选择如何表达（在不造成人身攻击的前提下）与是否发言，而不是大家都得说说话才算数。我和一些朋友有时在团体总结时，会传麦克风或一个象征性的物品，被传到的人就要发表对整个团体活动过程的感想，但也可选择不发言、把东西传给下一位。如此一来，每个人都在团体里，但都保证有表达与否的自主权。

【为您支招】
——表情、动作和口语，都是沟通表达

像上述两位令母亲担心的孩子，他们都是在家中有说有笑、活泼好动，但出了家门却害羞起来，见到陌生人甚至会躲到父母的背后。此外，有些家长也对于自己的孩子见人不说阿姨叔叔好，而认为孩子没礼貌，自己没面子，甚至怪自己没教好孩子。事实上，每个孩子的个性都不一样，有些孩子外向大方，有些孩子内向害羞，不开口打招呼或称呼长辈，未必就代表孩子不懂礼貌，而是他们的表达方式可能并非单靠口语。

另外，孩子的个性内向害羞，是缺点吗？需要矫正吗？孩子的外向或内向，应该是个性，就像好奇、文静、活泼、好胜、爱挑战一样，是一种性格，而不是缺陷。假如家长过度在意孩子的内向，逢人就说孩子很害羞，自己对此很苦恼，有没有什么改善方式等，说得越多，孩子就越没自信，只怕从此会越来越退缩。父母的否定，将导致孩子的不自信；若孩子无法面对、接纳，甚至欣赏自己的个性，又该如何去面对各式各样的他人呢？

因此，当家长发现孩子见人不开口打招呼，在团体中比较沉默寡言时，请先别紧张，不妨仔细观察一下孩子的脸部表情和身体动作。如果孩子不开口，那么他是否以微微的手势，或者是脸上的一抹微笑取代言语？在团体中的沉默，是否对孩子本身和其他人造成负面影响？如果没有，那么孩子为何非得要活泼外向口才好呢？重要的是，让他们以自己的个性为基础，找出与人交流的方式。

如何接纳孩子独特的个性，同时帮助他们拥有良好的人际关系？

◎承认每个孩子都有自己的个性，有些敏感，有些好动，有些外向开朗，有些内向害羞。另外，孩子在家中和在外面有不同的表现是很正常的，因为家庭是他们最熟悉的地方，带给他们物质和心灵上的安全感，理所当然会觉得很自在，不用顾忌什么。反之，家庭之外是陌生的环境，需要时间适应，而且外人不像家人那么了解和包容自己，为了安全起见，有些孩子会选择收敛自己在家中的活泼，先观察一阵子再决定要展现多少的自己。请尊重孩子的步调，让他用自己的方式调适。

◎如果发现孩子见到人没有打招呼，观察孩子时又捕捉不到明显的表情动作，可以和孩子聊聊人际交流的基本礼貌，并了解孩子本身的表达方式。或者，您也可以主动和别人打招呼，以行动作为示范，但尊重孩子表达方式的选择。

◎孩子的自信和自我肯定，需要他身边人的看到、接纳和确认来协助建立。当孩子获得他人的肯定，就会更勇于表达，此时若再给予鼓励和支持，就会强化正向表达的行为，进而形成良性循环。

◎在人际交流的过程中，难免会有不适应、误解或冲突的产生，因为每个人的成长经历都不一样，即便同一个家庭的人，也都有各自的性格与想法。这些人际状况都是人生的必经历程，相似之处将彼此联结，相异之处则让我们成长。

动作小教室

【父母看一看】
——动作的时间和韵律

动作中的时间，也就是动作的节奏韵律，代表着一个人做决定的步调。比方说，果断的人做事、做决定时比较干净利落，说话和走路的速度通常较快；犹豫不决的人一般而言行动力较弱，做决定时需时间也较长。

做决定，象征着决策能力与自我肯定，动作时间的长短和规律与否，很多时候显示出动作者对于自我和外在环境的预期。当一个人的动作节奏混乱或迟迟无法做出下一个动作时，此人对于自我概念和周围人和事物，通常是不清晰和无把握的。因此，训练明确的动作韵律，也是健全自我的外在表现。

我们的日常生活中有各种节奏韵律，就连我们本身也充满着节奏韵律，无论是呼吸、心跳、咀嚼、行进和做事情，每个人都有自己的速度和频率。如果互动双方拥有相似或共同的动作韵律或生活步调，彼此的相处和沟通就会很顺畅协调，反之则会有不太协调的状况出现。万物自身各种节奏韵律的交织，构成了我们所处的这个丰富美妙的世界，也强化了自我概念，拓展着自身的经验和与他人的联系。

【亲子动一动】

身体小魔镜——启发孩子的主动性

孩子在舞蹈、音乐、绘画等创造性的活动中，首先是探索自身的运动机能，在跟随声音节拍、敲击乐器、运用身体部位和身体活动当中，把节奏、律动和图像进行各种组合，并将之收纳为自己的身体能力。另外，动作的节拍与孩子的口语表达和逻辑概念，其实也是有关联的。如果孩子的时间感和节奏感强，可以准确跟上进行中的节拍，当拍子停止时就跟着停止动作，通常显示有较强的决策力。若您的孩子年纪比较小，可与他进行以下活动。

听，身体的声音

1. 先找找看家中是否有小型打击乐器，例如铃鼓、快板、木鱼等。如果没有，则可以物尽其用，找一找替代品，比方说筷子和塑料盒等既安全，又可轻易敲出声音的物品。

2. 准备好之后，先由家长敲一段有规律的节奏，请孩子注意听，并且熟悉这个节拍。（如图7）

3. 接着，请孩子用身体动作表现您打击出来的节拍，将有声无形的韵律通过身体动作具体表现出来。随着次数的增加，可以加上速度和力量的变化，并且请孩子以动作的快慢大小表

现出他们所听到的拍子。（如图8）

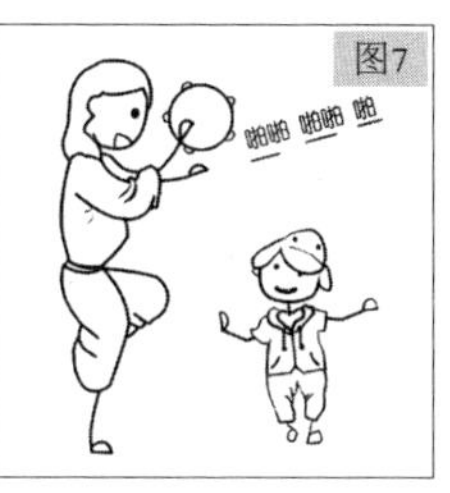

图7

4. 逐步增加节奏的复杂度，例如长短拍、切分音（使节奏中的强弱规律临时发生变化，使弱拍加强，而强拍变弱）的各种组合与变化，激发孩子的身体创意和反应能力。

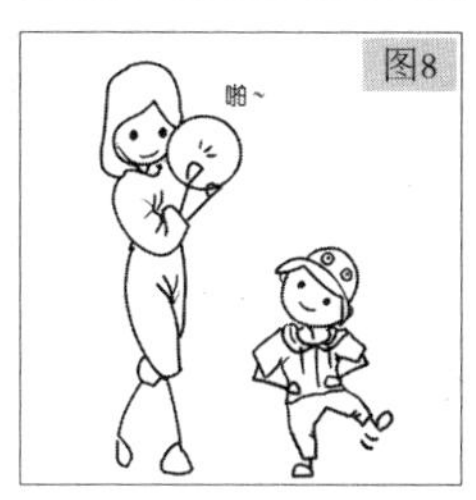

图8

5. 以上流程，都可和孩子交换着做，让孩子尝试打出节拍，由家长以身体动作展现出来。

6. 可用口语取代动作，让说出来的话配合节拍，甚至口语和身体动作一起来，成为亲子绕口令的集体即兴创作，相信会更有趣。（如图9）

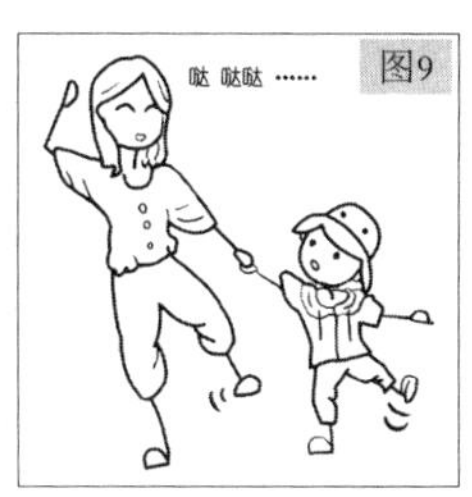

图9

对比较大的孩子，可以在平时观察他们说话做事的节奏韵律和生活步调，是快，是慢，还是不疾不徐，然后让自己以孩子的节奏韵律和他们互动。因为，如果孩子发觉自己和他人不同步，就会产生焦虑、不自在的感受，甚至会采取具防卫或攻击性的反应来掩饰内心的不安。反之，如果父母能正确解读孩子的动作韵律，不但可让自己成为更好的沟通者，孩子与您的相处也会更自在。

另外，如果孩子比较好动，甚至爱跳街舞或其他流行舞蹈，则不妨拜他为师，请他传授几招。他刚开始可能会觉得有些突兀，也可能觉得父母是上一个时代的人，怎么会想学年轻人的玩意。

这时，请展现您的好奇与诚意，这是亲子互动的大好机会，更可借此一探孩子的舞动世界。

给予孩子适度的主导权，会为他带来成就感、提升他的自信心。您的动作或许不如他灵活，他却可以感受到您的真心诚意。如果您的身体灵活度与孩子不相上下甚至超越时，更可以互相较量一番，但是请克制自己说出诸如“怎么连这个都不会”“这样做比较好，知道吗”等批判或掌控意味的话的冲动。请记住，您是和孩子交流切磋，并非扮演指导者，否则将弄巧成拙，适得其反！

第 4 章
不安孩子的真情告白

孩子面对挫折时，无论选择攻击或是投降，其实都透露出内心的极不安全感以及没自信，他们的内心，其实很脆弱。

一、欺负同学的小恶霸，内心其实很脆弱

我不是故意的

“哇……”小裕刚才还和其他同学一起追逐奔跑，此刻他却坐在地上哭了起来。

“小裕，你怎么啦？跌倒了吗？”老师赶紧走过来关心，“刚才不是还在跑吗？”

“老师，他把我绊倒的。”小裕一边擦干眼泪，一边伸出手指着愣在一旁的小俊。小俊是个活泼好动的孩子，喜欢和同学们玩追逐赛，也喜欢对别的同学发号施令。有时玩得太过激烈，还会伸手推其他同伴，有那么点儿小霸王的气势。

“真的啊？痛不痛？”老师先问小裕，然后问小俊，“小俊，刚才是你伸出脚把小裕绊倒的吗？”

小俊依然继续奔跑，似乎没听到老师在问他。

“老师，我看到了。”小敏立刻举手。虽然没人问她，她倒是挺热心的，“小俊刚才坐在地上，伸出一只脚，然后小裕就跌倒了。”

“对，老师，我也看到了。”在小敏身旁停下来休息的小威说着。

老师走到小俊身边，好不容易才让他停下来。“小俊，同学看到你刚才把脚伸出来哦！”

“我又不是故意的。”小俊感觉自己被冤枉了。

“可是，小裕还是被你绊倒了啊。”老师一边确认，一边温和地说道，“小俊，在这个时候，你应该跟小裕说什么？”

“……”小俊低头不语。

“来，跟老师来。”老师带着小俊来到小裕身边。“如果刚才是小裕把你绊倒，你会有什么感觉？”老师继续耐心引导：“你会希望他对你说什么？”

“……”小俊还是不说话。

亲爱的家长和老师，您曾经遇到过这样的孩子吗？

精力旺盛的孩子，一直跑不嫌累

在我带领的一个学龄儿童团体中，就曾经上演类似的情节：

这个团体的成员都是小学低年级学童，一共六个人，是个阳盛阴衰的团体。在第一次团体活动中，我发现这些孩子普遍都很活泼，要让他们到舞蹈教室中间围个圆圈坐下来，并不容易。这些孩子好像跑多久都不会累，身体能力也很强，有些孩子甚至能做出需要高度肌肉耐力的动作，身体的柔软度与灵活度都很高。

到了第二次团体活动时，这些孩子依旧活泼好动，大多数人都在教室里相互追逐。一般来说，遇到这样的状况，我们通常会给孩子一段时间发泄他们过剩的精力，而非硬逼着他们一定要马上过来坐好。于是，我就让他们先跑个十分钟，跑完之后再请他们回到教室中间围成圆圈坐好。

孩子们欢天喜地地跑来跑去，有些人自己跑，有些人则仿佛在玩官兵捉强盗，另一些孩子则跑跑停停，休息片刻之后继续上路。此时，有个孩子由跑变成走，后来索性坐下来喘口气，由于他本身就比较顽皮，因此他有时候会伸出一只脚，有点恶作剧地想把同伴绊倒，然后把脚缩回去，过不多久又伸了出来。

是他自己跌倒的

这时，其他孩子继续在教室中奔跑。有些人很机灵地避开他，另一些人因为跑得很快，来不及闪躲，就用跳的方式越过这个障碍。这时，我走过去轻声问他，如果别人对他这样，他会有什么感觉，但他只是一直笑，并没有回答。

于是，我请助教把他看紧一点，接着就加入了孩子们的奔跑。身为带领者，我有必要让团体活动继续行动下去。过了一会儿，教室外面忽然有人敲门，助教这时就走过去开门，告诉敲门的大孩子目前还在上课，待会儿休息时间再过来。

就在此时，我忽然听到一声“你干吗把脚伸出来”，转头一看，有个孩子跌坐在地上，但是他身旁却没有其他人。

“怎么啦？”我连忙上前了解。

“你为什么要把脚伸出来？”这孩子依然兴师问罪，“你害人家跌倒啦！”

“你说的是谁啊？”我问道。

“是他。”这个孩子伸手一指，但其他人都还在跑，所以看不太出来他到底在指谁。这时，奔跑的孩子们渐渐停了下来，似乎也跑累了。

“有谁刚才看到是谁把脚伸出来？”我又询问大家。

“是他。”有两三个人指着一位个子比较矮小的男生。

“你说的是他吗？”我问坐在地上的孩子，这孩子点点头。

我走向小个子男生，然后问他：“你刚才是不是把脚伸出来？”

“我哪有，”这孩子大声辩驳，“是他自己跌倒的。”

“你乱讲，明明是你把我绊倒的。”坐在地上的孩子，生气地看着矢口否认的同伴。

只要你道歉，就可以玩

于是，我就走到小个子男生身边，对他说有好几个人都看到他伸出脚绊倒同学。这孩子原本还猛摇头，后来就只是杵在那里。我试着对他晓以大义，想让他向同学道歉，但是他却像没听懂似的，依然站在原地。

因为这两个孩子之间的距离并不远，所以我就耐心地等待绊倒人的孩子，不过他仍旧没有任何表示。我为了让团体活动进行下去，就请助教先把他带到一旁，让他自己安静地想一下，然后转身带着孩子们继续接下来的活动。没过多久，孩子们又兴高采烈地玩了起来，模仿电视上的歌星唱歌跳舞，刚才跌倒的孩子，脸上也再次浮现笑容。

稍后，助教走过来告诉我，刚才绊倒同学的孩子问能不能加入大家的活动中。我就请她转达，如果他愿意道歉就可以。结果，孩子点点头，虽然看起来不太情愿，但总比不道歉好。于是，助教就带着这孩子去找刚才被他绊倒的那个孩子。道完歉之后，他加入了进来，后来就像什么事都没发生过似的，又开心地玩在一起。

我后来才知道，这个绊倒别人却不愿道歉的孩子，平常在班上的学业成绩还过得去，也多半能配合老师说的话，就是会不时欺负其他同学，也曾经被老师罚站、罚写或不准他下课玩。处罚几次之后，他会比较收敛，可是过了一阵子，他却又故态复萌，整体状况似乎不见好转。

其实，这孩子在家中经常挨骂，还因为家中的大人经常不在家而一个人看家，甚至整个晚上饿肚子，偶尔也会因为无人提醒而忘了写功课。学校老师曾多次尝试和家长取得联系，好不容易联络上，告知孩子的状况之后，家长却表示既然孩子在上学，老师就要管。

欺负同学的小恶霸，内心其实很脆弱

当您听到恶霸一词，脑海中会浮现出什么样的画面？是一个高大魁梧的肌肉男，还是喜欢欺负同学的小胖子？说穿了，这些都是刻板印象。恶霸其实有很多种样貌，长得高大、身强力壮并非成为恶霸的必要条件，恶霸也不一定仅止于男性。

一群孩子中的恶霸，或许是众人之中最瘦小的孩子，外表看起来毫不起眼，怎么看都感觉不出恶霸的架势。然而，即便缺乏外表的优势，这类小恶霸也有欺侮他人的能力。他们也许运用极为巧妙的方式，造成别人身体上的伤害，或者以言语恐吓同伴，也可能采取制造心理恐惧的手法，让其他孩子就范。

以我遇到的这个孩子为例，他在家中乏人照顾，也常遭受父母责骂，在最主要的生活环境中，反而没有得到应有的照顾，如此一来，就对他小小的心灵造成了伤害。当他看着其他孩子和父母手牵手走到校门口时，可能会非常羡慕，也可能很不是滋味。心中缺乏安全感的他，也许更是满怀愤怒，却无处宣泄，那也只好找倒霉的同学出气了。

另一方面，应该没有人天生喜欢恶霸或当恶霸。将恶霸的标签贴在欺负别人的孩子身上，是一件很容易的事情，但是孩子或许并非自愿成为小恶霸。由于这类孩子很没有安全感，攻击他人的行为通常只是虚张声势，目的是掩饰内心的不安全感，同时也借比别人强来弥补自身的匮乏。

被视为小恶霸的孩子经常会感到自己原来是个输家，也会在人际交流的过程中，发现自己强势、不讲理的态度，其实很容易把别人吓跑，让同学、朋友离自己越来越远，到后来变成没有朋友。当同伴都离得自己远远的时候，就更加重了这类孩子的不安全感，然后变本加厉地继续欺负别人，从此展开了恶性循环。

【为您支招】

——找回孩子心中的小天使

孩子虽然花很多时间在学校学习，但家庭依然是他们最重要的身心成长环境。父母，是孩子最需要的支持者，唯有当父母的永不放弃孩子，他们才可能有向善向上的发展机会；反之，如果连父母都放弃了孩子，孩子就更不可能会看重自己，甚至反而会自暴自弃。因此，若您的孩子快要成为，或者已经被视为小恶霸，请您务必要帮助孩子找回他们心中的小天使。

◎首先，想想自己是否给予孩子足够的关怀。或许您十分忙碌，也或许您早就为孩子安排好其他照顾者，但毕竟您是他们的父母。他们最需要的，就是您的关心、教育和照顾。亲子相处若一时无法“重量”，可以先做到“重质”，善用零碎的时间，集中心力关照孩子的生活和学习。孩子得到您真心、无私的关怀，自然就会养成爱护自己也爱护别人的品格。

◎再者，父母本身千万别成为被孩子欺负的对象。这让我想到有一次搭公交车时，就亲眼目睹儿子欺负母亲的画面。这对母子坐在最后一排，儿子一直大声数落妈妈的不是，让坐在前三排的我听得一清二楚。事实上，我猜全公交车的人都听见他的声音。看得出来母亲很不好意思，却又只能让儿子继续飙下去。如果为了避免亲子冲突而一再对孩子让步，并不能让他学到如何面对、处理冲突。因此，父母必须抱持着坚定和前后一致的态度。

◎当孩子出现良好的行为时，应立即称赞和鼓励，不用等到孩子考满分或获得比赛冠军才赞美孩子。当他帮您把衣服折好或安静阅读十分钟，即便看起来是小事一桩，也值得称赞。

◎另外，利用适当时机请孩子帮做简单的家务，例如把报纸从信箱里拿出来给您，或者喂家中的狗吃东西等。若您掌握了孩子视为特权的事情，不妨多多放手让他做，以培养孩子的责任感。

◎让孩子为自己的行为负责，也是培养责任感的一种方式。当孩子的某些行为导致物品损坏时，他们就得负起责任，做些事情来弥补自己所造成的损失。比方说自家孩子弄坏了邻家孩子的直排轮溜冰鞋，他们或许就得做些事情，例如额外的家务，来赚钱赔偿对方。

◎《不乱发飙的孩子》一书的作者、美国知名家庭治疗学家李文宋博士建议，当您和孩子谈到他的这类不当言行举止时，可用角色扮演的手法，换成您来扮演恶霸，孩子则扮演被欺负者。这并非鼓励您借机修理孩子，而是希望孩子能通过换位思考，体会到被欺负的感受，然后进一步和孩子共同探索如何适当表达情绪。不过，当孩子想扮演不同类型的恶霸时，就需要终止此种方式。

二、建立自我形象，先懂得欣赏和接纳

你是猪脑袋，还是扛砖头

“连这个都不会，笨得跟猪一样。”这句骂人的话，您是否很熟悉？

我曾在某亲子网站看到一篇文章，文中提到有的老师从孩子一开始上学起，就习惯在班上对孩子品头论足。如果有学生被问到问题，却回答不出来，或者答得不正确，就会被老师骂：“你真笨！这么简单的问题都答不出来。你长的是猪脑袋，还是肩膀上扛着块砖头？”

另一则报道，则是源自 2011 年 11 月 QQ 群组中的一个讨论。当一位妈妈看到群内其他家长对“听说孩子的数学老师在班里骂我们家长猪脑子”这件事议论纷纷时，她就回想起 10 月下旬的某一天，儿子拿着一张 A4 大小的纸回家，告诉她和先生这是数学老师让家长与孩子合作完成的一份手抄报。这份作业是先由家长在纸上画出一个梯形表格，孩子要在表格里填上 10 以内的加减算式，再由家长在表格周围画上一些装饰图案。

这份作业的寓意良好，于是一家三口就花了两三个小时合力

完成这份手抄报，弄到很晚才睡觉。过了几天，这位妈妈就在QQ中看到家长们正讨论着自己儿子的数学老师，让她不禁联想起几天前才和儿子一起完成的手抄报。原来，家长们听说这位老师在班上当着孩子们的面骂家长猪脑子。

这位妈妈告诉记者，儿子个性比较内向，第二天交了作业，放学回家之后也没有说什么，若非她在群组中看到这些讨论，压根儿都不会晓得老师骂了家长。她知道这件事情之后就问儿子，儿子才告诉她，因为数学老师嫌部分同学的手抄报做得不好，就说他们的家长都是猪脑子。

记者稍后来到这名男孩所就读的小学，找到了这位数学老师。老师表示自己并没有说过这样的话，也觉得家长不应该只听信孩子的一面之词，就怒火中烧。这所小学的校长则表示会仔细了解这件事情，如果老师真有这么说，校方必定严加训斥，并且扣掉这位老师当月的评估分数。

无论是猪脑袋或扛砖头，这种话从老师的口中说出来，严重伤了孩子的自尊心。若您的孩子遭老师如此责骂，您会作何感想？若您是孩子，当父母或老师这么骂您时，感觉又是如何？

展开身心探索之旅

虽说这本书谈的是亲子，但是我接下来要写的，是一则关于成人的故事。这个故事可以说明，儿时来自长辈的种种负面评价，如何影响之后的人生。

有一次我应邀带领一个三天的工作坊，参与者都是成年人，以女性居多，年龄在30至60岁之间，有工程师、学校老师、家庭主妇、公司负责人，也有研究所的学生。在这三天中，令我印象最深刻的，除了每天中午的爱心午餐（每个人带一样或更多食物和大家共享的聚餐）特别之外，就是工作坊中的一位成员。

这位成员是一位中年妇女，她和其他人一样经常参与身心灵课程，因此他们彼此之间大都很熟。在第一天的课程开始之前，教室的主人贴心地将坐垫摆成一个圆圈，还特别在我的位置放了一个可爱的布娃娃，当时我就看到她和其他几位成员开心地聊天。

课程一开始，场地主人先欢迎大家，然后简要说明为什么找我来开这门课，接着就由我介绍自己，再由成员们轮流自我介绍。到这个时候，我都还没发觉这位成员有什么不同的地方。唯一不同的是，她因为家中临时有要事，因此无法参与最后一天的课程。

我的动作就是这样，不好看啦

随着课程持续进行，我渐渐感觉到这位成员真有那么点儿不一样。我发现她在动态体验时，时而眉头深锁，身体姿态和动作也比较僵硬。不过整体来说，她都能够让自己在当下充分体验，只是我总感觉她的身体比较紧张，在每个体验之后的分享时段，她的感受也比较单一。

后来，我渐渐听到她在分享时，会不经意地说出诸如“啊，我的动作就是这样，没有那么美啦”“不好看就不好看，都到了这个年纪，无所谓啦”“反正别人怎么说，我都不在乎。我就是这样啰”之类的话。感觉上，她好像曾经听过别人议论过自己，即便她看起来、听起来一派潇洒，但我总觉得她的话中有话。

在舞蹈与动作治疗中，动作的好看与否不是重点，而是参与者的内在感受和情绪，通过身体动作表达出来，所以这样的动作并非表演性的动作，而是表达性的动作，看起来或许没有所谓的舞姿那么优美，却是自然、生活化的肢体语言表达。

在第一天课程的午宴中，她和另一位成员很热心地为大家准备了许多好吃的东西，而且大多是有机食品，大家也趁此机会边吃边聊。我听到她说这些年在这间教室参与过许多身心灵课程，对她自己的帮助很大，有时候心情不好，随着课程的进展，她的情绪会渐渐平稳下来，而她也觉得动动身体让自己的压力舒缓不少。

带着负面评价长大的小女孩

等到我和团体成员越来越熟悉，他们就开始告诉我更多关于自己的事情，我也正因如此，才终于明白这位成员为什么常把“反正就是这样”挂在嘴边。原来，和许多同时代的妇女一样，她也生长在一个重男轻女的家庭，父母把绝大部分的注意力放在家中的男孩身上，对于女孩就不甚重视，而且常会批评或责骂她。以她来说，因为她的个性比较独立、有自己的想法，就常被长辈数落：“你这样好怪！”因此，她到现在都还觉得跟父母关系并不亲密。

这位成员让我最在意的，是她觉得自己不好看。这团体中包括我在内的每一个人，都不是美若天仙或帅到不行，但每个人至少都长得端端正正、穿着得体，我并不觉得有谁不好看；相反，大多数的成员让我感受到温暖、信任和开放，是一种发自内心的美。这是再多的外在装点，都无法达到的一种状态。

所以，当这位成员再次表达自己的不美或不好时，我就说出她的身体动作特点，以及这些特点带给我的感受，让她知道别人眼中的她，未必如她自己所说的那么负面。接着，大多数成员也陆续给她回馈，说出他们眼中的她，她听着听着就流下了眼泪。她说，虽然近年来因为参加许多身心灵课程，抚平了不少过往伤痛，但这些正向的话，却是她一直以来所不熟悉的。

她稍后告诉我们，她在成长过程中，经常听到家中长辈对她的负面评语，让她多年来始终认为自己不够好，而这种观念也影响到她成年之后的工作和生活。我记得她似乎是独居，而且据她所言，她感觉自己没有什么朋友，也觉得好像没有什么人喜欢她，似乎认为自己的不完美影响了人际关系。然而，由于自身内在的心理防卫机制，造就了她表面上的不在意。

万一你走了，我会很难过

我和其他成员就这么静静地听她说着，然后告诉她，我们是爱她的。有人欣赏她的洒脱，有人觉得她的动作很有力量，有人感谢她给大家带来这么多好吃的东西，也有更多的人感谢她愿意和我们分享她的生命故事。她听了大家的回馈，很开心也很感动，后来就破涕为笑，直说她也爱大家，并且表示自己只能参加两天的课程，真是可惜。

在之后的课程中，我发觉这位成员的身体比较放松，脸上的表情也变得舒坦，不再紧皱着眉头，在互动的过程中也有了更强的主动性、更多的笑容及笑声。其实，身体是我们的情感记忆库，过往的事件、经验和这些事物所引起的感受，都会储存在我们的身体之中，只是我们并没有觉察罢了。日积月累的负面感受，累积到一定程度，就会以身体的紧绷、酸痛、不适等状况表现出来，让我们以为是身体出了毛病。

到了工作坊的中后期，这位成员所说的一句话，也让我感到十分温馨和惊喜。当我们进行完一项体验活动时，我照例请大家自由分享心中的感受或疑问。这项体验和生命的尽头有关，在体验中担任主角的一位成员就说，如果她走了，应该没什么人会难过，她和父母、兄弟姐妹们也都各过各的生活，该怎么做，大家都有共识了。这位成员个性率直，经常笑容满面，感觉上是个很开心的人，但听她这么说，我突然间感到了一股莫名的沧桑。

这时，那位只能参加两天课程的成员就对她说："不会没有人在乎你。我很在乎你！万一你走了，我会很难过。"这番话，似乎是这位成员的自我疗愈，当她体会到自己是值得的，就会推己及人，真心珍视身边的伙伴。其他人也陆续对这位主角成员说，如果她真的走了，自己会有多难过，毕竟大家一起上了这么多课，有许多深刻的共处和分享，而且她的爽朗就像充满热情活力的太阳般，带给大家欢乐和希望，怎么可能会有人不在乎她。

【为您支招】

——建立自我形象，先懂得欣赏和接纳

长辈对晚辈的负面评语，在日常生活中屡见不鲜，其实都会对

孩子造成不小的影响。这种被他人评价所引发的心中感受，在心理学中称之为心理暗示。心理暗示的意思，是指人们会受到外在环境或他人的观念、想法、判断、态度、情绪和愿望的影响，然后把这些影响转化成对自己的感受。

我们在每一天的生活当中，都不断地从自己或其他人那里接受暗示。如果我们所接收到的是正向的，这些心理暗示就会让我们的心情愉悦，对自己也比较有信心；反之，如果我们所接收到的心理暗示是负面的，它就会让我们情绪低落、苦恼甚至忧愁。消极和负面的心理暗示，对孩子的成长和发展会带来很严重的影响。

许多心理学的研究证明，个性比较脆弱、敏感、依赖，或者是身心发展尚未达到完整、成熟的人，很容易接受心理暗示。当一个人长期接收消极负面的心理暗示，此人对于自己的感观，就会受到这些暗示的影响，而逐渐变得消极负面。然而，令人遗憾的是，经常施与孩子负面心理暗示的人，往往就是他们最喜爱、最亲近和最信任的人，比如父母或老师。长久下来，不仅形成孩子成长过程中的心理障碍，更会让孩子的自我形象支离破碎。

因此，成人必须理解负面心理暗示的严重杀伤力，并且掌握积极正向的心理暗示方法，好让孩子健康快乐地成长。有句话说得好：“好孩子是夸出来的，坏孩子是骂出来的。”当您称赞孩子时，就是为他们带来积极正向的心理暗示，他们也会因此觉得自己很好，无形中就建立了健全的自我形象，更能激发孩子的求知欲和上进心，让孩子越来越有自信、勇气和力量迎接未来的人生。

如何帮助孩子建立良好的自我形象？

◎当孩子对自己的表现不满，或遭受挫折、失败时，请帮助他在挫败中寻找光明的一面。例如，如果孩子很在意自己没有在比赛中获得满意的名次，您就可以告诉他，并不是所有的孩子都有机会参加比赛，能够获得参赛资格，这对他就是一种能力上的肯定。又或者，如果孩子总是觉得自己成绩不够好，其实分数比前一次有了进步，您就要强调进步的部分，同时让他知道，您相信他会做得更好。

◎反之，如果您对孩子的表现感到不满意时，请先想想，孩子的成绩比起上次是否有进步，让孩子跟自己比赛。若有进步，表示他有努力，即使只是多了一分，也值得鼓励。如果是退步，可能是读书方法需要调整、时间管理需要加强，或是其他原因。帮助孩子找出这些原因，然后鼓励他想出可以如何改进。一味地批评或责骂，只会带来负面的心理暗示，对于状况的改善并无帮助。

◎让孩子感受到您是爱他的。家庭对孩子无条件的关怀和支持，是被爱与被接纳感觉的重要来源。关注孩子每天所发生的事情，仔细留意他的情绪起伏，就是关心。此外，父母要让孩子知道，他是家中不可或缺的一分子，可以和孩子共同规划家庭活动，在过程中倾听和尊重孩子的看法，让他觉得自己是重要的。

◎自我肯定的人，可以独立思考及处事，也能勇敢地面对困难。个人能力的体现，有很大的一部分是来自他人的反馈，而父母就是建立孩子自身能力的初始榜样。欣赏孩子的长处，肯定他们的努力，无论结果如何，您永远是爱他的。从小受到尊重和肯定的孩子，就会懂得尊重和肯定自己，并且把这份尊重与肯定扩及他人。

三、少了陪伴和鼓励，孩子的自信就缺乏

大人的好意，真的让孩子受惠吗

有位妈妈曾在网络的亲子论坛发言，说她的大女儿是一位非常乖巧的幼儿园大班生，很听从父母、老师的意见，也很爱护和礼让弟弟，既不会乱发脾气、无理取闹，在学业表现上也还不错。另外，大女儿对于大人为她所做的安排，都不会有任何意见，也很少看到她流眼泪，甚至连打针的时候，脸上也没什么表情。

这位母亲原本一直深深庆幸自己有个这么懂事的女儿，因为她感觉女儿比同年龄的孩子稳定、成熟，即便并不是特别聪颖，但总是个令人放心的乖小孩。然而，她最近开始担心女儿，因为她觉得在大女儿身上似乎看不到她这个年龄应该有的天真及快乐，有时候甚至怀疑她是否为了获得大人的称赞，才乖乖听话做事情。

最令这位母亲担忧的是，大女儿对自己的容貌很没信心，因此很不喜欢照镜子。有一天，大女儿无意间表示自己是最丑的小女生，让这位妈妈听了好心疼。这位妈妈后来回想起来，才惊觉自己当初的做法可能对大女儿造成了伤害。那时候不知是因为小女儿长得漂亮、功课又好，或者因为自己担心大女儿被班上

同学嘲笑，曾经长期要求她减肥，还想尽办法要她克制自己的食欲，哪知现在是这结果。

在您身边，是否也有缺乏自信的孩子？

老师，我不知道

在我带领团队的过程中，有时会遇到缺乏自信的孩子。有一个团体的成员小芳，就是一个例子。

小芳是个文静乖巧的女生，穿着打扮也像个小淑女。她和几位团体成员的互动还不错，会一起打桌球或聊天，但是在团体活动中，她就比较少发言。当然，发言的多寡和自信并没有绝对关联，引起我注意的，是她在团体活动初期的状态。

在团体活动初期，小芳令我印象深刻的一点，是在前几个月的团体活动中，她很习惯站在我旁边。从她的身体语言看来，她似乎在寻求某种程度的依靠和安全感。等到团体成员和我彼此熟悉之后，我不时会在带领热身之后，邀请大家轮流带领热身，这时通常会听到她小声地说："啊，好难哦。"她很习惯把"老师，我不知道……""我不会……"等挂在嘴边。这时，我就会转过头鼓励她等一下试试看，还会告诉她，只要简单的动作就好，然后耐心地等待她。她通常接着就面带犹豫地把头偏向一边想了又想。有时候，部分团体成员会催她，这时我会请大家和我一起等。也有几位热心的成员会告诉她该怎么做，我就谢谢这些成员，同时告诉小芳，她可以有自己的选择。

一开始，小芳倾向采纳他人的意见，做出来的动作也确实很简单，而且每次几乎都是同样的动作。舞蹈与动作治疗的目标，并非训练出舞技超绝的舞者，也不是大家一起来跳舞塑身减肥（虽然动久了可能真的会瘦），而是拓展身体语言、促进人际沟通。小芳即便口说没把握，却依然付诸行动，对一个缺乏自信和安全感的孩子来说，这已经很了不起了。

团体的主动，带动个人的主动

起初，轮流带热身会从我开始，等到大家熟悉这种方式之后，我就尝试邀请自愿者开头。这时候会有成员表示"老师先开始就好了啊"，还会出现成员相互推选的情况。到后来，团体中开始出现了自愿者，这表示整个团体对他们来说越来越安全，连带激起了他们的自发性。

至于小芳，她虽然还没成为任何一次的自愿者，但我发现她犹豫的时间越来越短，也渐渐听不到她说"好难"或"我不会"。即便她的动作重复性依然较高，但至少已经不会一开始就否定自己的能力，而我也会按照当时的状况给予正向反馈，并且向团体成员描述她的动作特点，以强化她的自信心。

除此之外，小芳在团体中的位置也有所改变。她不再依恋在我身旁，而是在她和我之间有一两位成员的间隔，而她也偏好和某几位成员站在一起。这好比一个孩子的自我概念逐渐形成，已能了解自己与他人是各自独立的个体，也渐渐不用倚靠位置上的安全感，来支撑自己身处团体中。

又过了好一阵子。有一次，我照例在带完热身之后，请大家轮流带热身和邀请自愿起头者。这时，小芳忽然举手说："老师，我！"我当时真是喜出望外，马上给予正向反馈，等她的动作一出来，也不再是之前不断重复的那些动作。随着团体活动次数的增加，小芳自愿开头的次数亦随之增加，而且她在团体中的位置也更有变化，有时站在我左侧的圆周范围，有时站在右侧，有时则是在我对面。位置的变换，代表她允许自己尝试各种可能性，身边的伙伴每次都可以不一样。这说明她对于自己在这个团体中，越来越感到自在。

害羞的孩子，彼此来做伴

另外一个例子，也是我的亲身经历，这是一个以青少年为主的成长团体。女生的人数远超过男生。这个团体相当活泼，在团体活动开始和休息时，都会互相追来追去或玩捉迷藏；有些成员则比较安静，会聚在一起聊天，偶尔也会加入追逐的行列。

在第一次团体活动时，我照例请每个人作自我介绍。有两个女生令我印象深刻，因为她们说话的声音不但很小，讲出来的话也不多，当我问到有没有什么兴趣爱好，她们不是回答“不知道”，就是摇摇头，或者轻声地说“没有耶”。在团体活动过程中，她们俩有时也会杵在一旁，我就从她们身边经过，带动她们和其他人一起移动，但不会以口语指示，因为身为带领者，必须尊重成员当下的状态，除非出现攻击行为，否则不宜过度干涉。

在稍后某次的团体活动中，有个环节是请每个人画画，然后轮流向大家介绍自己的作品。后来在分享时，这两位女生在我和助教的鼓励之下，开始会害羞地展示自己的画，但仍然介绍不出个所以然。为了不让她们觉得尴尬，我就挑了她们作品中独特的地方给予反馈和互动，例如：“你画的房子颜色好漂亮，旁边还站了三个人，他们是谁啊？”但尊重她们回答的意愿及想说多少。

后来，我的督导建议我改成让团体成员两人一组共同创作，既然她们俩在团体中和休息时都在一起，正好可以让她们彼此作伴来相互支持。这件事说明团体活动不必急着让每个人都出来“独秀”，而是在不妨碍他人的前提之下，尊重每个人参与团体的方式。

学校里的弱势，显现在团体中

等我调整做法之后，我发现她们变得比较自在，笑容也更多了。两人一组活动表现之前，她们会积极讨论，在发表时也会分工合作，讲话时不但面带笑容，也说得很流畅，虽然声音还是不太大，至少团体中大部分的人都可以听清楚。

在某次团体活动的休息时间，机构人员和我聊起了这两位女生。原来，她们来自较弱势的家庭，学业成绩还过得去，但因为家中状况和本身个性，在学校老师的眼中并不讨人喜欢，也影响了和同学之间的人际关系。她们在这个团体中，也比较常和同年龄及较年幼的成员互动。

因此，我们所能做的，就是陪伴她们和其他孩子，在团体中找到适合自己的互动方式，多认识一些朋友，也让自己的人际经验更加丰富，这样她们或许就愿意更打开自己，并从中发现、认识进而肯定自己的独特之处，知道自己是被团体看到、尊重和接纳的。

随着团体活动过程越来越接近尾声，我渐渐能够听到她们的笑声，看着她们和同伴们互相追逐、嬉笑，在活动中越来越勇于展示自己，团体活动结束时甚至获颁全勤奖。我到现在都还保留着当时拍摄的合照。

我的自信在哪里

早年从美国引进“卡内基训练”的知名作家暨电视节目《新武器大观》主持人黑幼龙先生，曾在《别跟自信过不去》一文中，提到自己在年轻时曾被教育制度打败，总以为自己处处不如人。卡内基几年前针对台湾地区1400多位初中生进行调查，其中一个问题为“你认为自己最缺乏什么”，结果得分最高的选项是“缺乏自信”，大约有70%的受测者表示对自己没信心。这个比例算高了，但黑幼龙表示，缺乏自信的状况在他的学生时代更加严重。

当时的他，以为自己从此以后就没希望了，却意外地因为优异的英文能力，被派到美国进修、培训，才让自己的信心逐渐回升。当他从美国受训回来之后，参加了一个冬令营，这才发现自己的视野、洞察和表达都和其他学生不相上下。他心想，难道这就代表有自信吗？

然而，当他被问到是读哪一所学校时，他却开不了口，反而神秘兮兮地要别人猜一猜，怎知对方猜他不是念台湾大学就是念成功大学，令他颇为尴尬。他说，正值青春年华的他，并没有像其他年轻人一样尽情享受这段时光，反而在自信和自卑的纠结当中饱受折磨。

到了中年以后，他再度飞往美国进修硕士课程，有许多机会和教授及同学们讨论各种议题，他就更加确认自己的程度其实并不比这些美国同学差，有些方面甚至比他们还要好，考试成绩更优于他们。他说，从那一刻起，成绩的好坏对他而言已经不再重要，最重要的是，他找回了自信。

少了陪伴和鼓励，孩子的自信就缺乏

缺乏自信的人，经常觉得别人瞧不起自己，久而久之就容易因自卑心作祟而压抑自己，也习惯跟随他人的意见，甚至没有什么情绪表达，整个人似乎没有什么朝气。以本文开始的那位妈妈为例，她怀疑大女儿的乖巧，是否只是为了获得大人的赞许，也因为自己限制女儿的饮食而深感自责。

这位母亲或许只是为了保护女儿，不想让她被同学嘲笑，但殊不知这种限制，等于直接否定了女儿的身体形象，难怪这个女孩不爱照镜子，因为她所接收到的信息是“妈妈对我不满意，认为我不够好，所以我要少吃东西”，其自我概念早已层层剥落了。

如果心疼孩子的父母，能换个方式来帮助她，情况或许会改观。假设她的母亲依然有所顾虑，但是以鼓励孩子多运动来取代控制食欲，而且告诉孩子运动对身体好，孩子心中的冲击可能就会降低许多，如果母亲进一步陪伴女儿做运动，更可促进亲子关系。许多研究都显示，常运动的人情绪比较稳定，看起来也比较有自信。拥有了自信，自然就不会因为他人的眼光而耿耿于怀。

其实，如果只是体型比较壮硕，并没有超过标准体重，也没有健康上面的顾虑，完全可以不必限制饮食。只是，媒体上总是充斥着丰胸细腰的女性形象，导致许许多多的少女，都因为想让自己达到这种所谓的完美形象而忍饥耐饿，甚至到罹患厌食症，达到威胁生命安全的程度。真的有此必要吗？我们这些成年人，是否都直接或间接地成了共犯？

【为您支招】
——父母师长给肯定，孩子的自信不缺乏

大多数的人或许都认为对自己非常了解，但是当一个人具有较高度的自信时，他不会只看到自己的缺点，也会看到和了解自己的优点。当我们不再拿着放大镜检视自身缺点，就不会觉得自己处处不如人，就可以抬头挺胸、走路有风。

黑幼龙先生表示，有高度自信的人，通常有四种特质：了解自己、比较喜欢自己、尊重自己以及为自己做主。除此之外，有自信的人还不用为了讨好别人，而唯唯诺诺或失去主见。那么，如何培养孩子的自信呢？

◎《你的桶子有多满？》的其中一位作者、盖洛普组织全球事业企业经理汤姆·雷斯在演讲DVD中提到，他小时候音乐不太好，音乐程度甚至已经到了老师要求他“别参加大合唱，我就给你高分”的程度。他的父母对此并没有特别表示什么，反而集中火力在他的强项——数理逻辑能力上，同时及早养成他独当一面的能力，让他小小年纪就懂得找同学合伙卖果汁赚零用钱，长大之后更克服困难，成为专业的心理学家，帮助人们寻找自身优势。

他的秘诀在于：做自己最擅长的事情，而且每天都做！

◎父母本身要有自信。如果一天到晚在镜子前面嫌弃自己的外貌或身材，这种自我概念低落是会传染的。一个人一旦拥有自信，就会比较爱自己。如果父母先爱自己，就能够把这份自爱散播给孩子；能做到多么喜欢自己，就可以做到多么喜欢别人。如果一天到晚认为自己这里不好、那里也不好，别人在你的眼中，也不会好到哪里去。让孩子感受您的正向能量吧！

◎自尊心，来自于自爱。如果连自己都不爱自己，就无法建立自尊心。我们每一个人都是独一无二的，就连双胞胎，也有各自独特的个性和特长，并不会完全一模一样。这个世界上只有一个你，也不会再有第二个你。让孩子看到您的自尊，也鼓励孩子发现自己的优点，并加以强化。

◎训练孩子为自己做决定，小至穿什么衣服上学，大到在兴趣之中觉察自己日后想就读的专业和职业方向。有自信的人愿意为自己做决定并且为自己的决定负责，有能力规划自己的未来，用不着等着别人告诉他该怎么做。有思想、主见、判断力和决策力的孩子，就是未来的领袖。

四、遭长辈轻视的孩子，如何学会爱自己

罚站算不算体罚

我在一次亲子讲座中，听到讲师提到语言暴力和身体暴力。她举了以下的例子：

一个班级的学生最近常常请假，老师就要求那些请假的同学把假单拿出来。有些同学拿了出来，但另一些同学却拿不出来。于是，老师就让拿不出假单的同学罚站整整一节课。

终于等到下课了。这些同学结伴去校长室。“校长，”他们问道，“罚站一节课，算不算体罚？”

据讲师说，这些同学并非想告状，只是单纯地想知道，想厘清状况。这也难怪，现在许多孩子都知道有 113 家暴专线（在台湾地区）可以打，会这么直接询问，或许不足为奇。

如果您是那位校长，您会认为老师和孩子并没有肢体接触，所以不算体罚？或者，这根本就是大（老师）欺小（学生），已经构成了体罚式的关系？您将如何回应？

欺凌并非新鲜事

欺凌是近年来很受到关注的议题。心理咨询师在一篇文章中提到，欺凌是指学生长时间、重复地遭一个或多个同伴用负面行为对待，包括不断地欺负、捉弄，或把他当出气筒。欺凌又分为情绪欺凌，如嘲笑、讥讽的方式；关系欺凌，如排挤、孤立某人等；肢体欺凌，意指用殴打方式威胁、恐吓受害者。

以前，我们也许曾经听到或看到，几位学生在校门口等着某一位同学，等这位同学出现时，一伙人就把他团团围住，可能是要钱，也可能是给他点教训。或者，在一个班级或团体当中，总是有那么一两位同学特别遭人讨厌，经常遭受其他人的讪笑、言语或肢体攻击。

有一篇报道就提到了愈演愈烈的校园暴力事件。文中描述，学龄孩童的家长们，对于媒体大幅报道校园暴力新闻，必定感到忧心忡忡。有人的地方，就可能有暴力。事实上，校园暴力并非新鲜事，根据一项调查报告显示，每三名儿童或青少年就有一人坦言生活周围发生过校园暴力。

一般来说，校园暴力是青少年在社会化过程中的偏差行为，但有更低龄化的趋势。几乎在所有青少年的身上，都可以看到反抗权威的心态和行为，只是程度的高低有所不同。这个时期的孩子，会在自己的身心发育历程中，发现他们能够主导自己，也会试图掌控外在的人和事物，从而开始学习运用权力来支配别人。

校园暴力多出现在初中

另一项研究显示，校园暴力发生在初中的比例比较高。初中是社会化的关键阶段，青少年在此时开始逐渐脱离父母、师长的主导，尝试建构自身的人际关系，同时建立身处社会之中的游戏规则。

当大多数功课好、行为佳的好学生，遵循着由校方和老师所主导的社会规范时，那些不容于所谓正常社会的坏学生，就会开始想象或试图建立自己的人际网络和规范。如果他们所目睹的正常社会关系，是由权威所建立和主宰的，就会把它移植到本身的社会蓝图中，并且以自己为权力中心。

学校，其实就是一个小型社会。青少年一旦离开了父母的照顾和保护，就必须面对校园环境中的权力不平等。如果一个孩子本身没有太多的知识、金钱和在校园中的社会地位，也就是没有来自老师和同学的肯定，就容易受到外人的欺负。

在我的个人经验中，就曾经遇到遭受欺凌的孩子。

活泼的学妹、酷酷的学姐

几年前，我获邀到一所中学去带领一个为期两天的成长团体。参加这个团体的成员，和学校辅导老师的关系都不错，也都不是班上或学校的麻烦分子。另外，辅导老师也希望通过这个谁都没有体验过的活动，帮助孩子们建立自信。相对而言，这应该是比较好带的青少年团体。

在团体活动的第一天，我看到这群孩子分成两组坐着。我知道辅导老师并没有事先分组，而是她们自动自发就这么坐了。一组人聊得很开心，不时说说笑笑，甚至相互追逐玩耍；另一组人比较安静，虽然也有聊天，但总觉得她们比较闷。

等到我请大家自我介绍时，我才知道这两组人马中有一组是活泼的初一学生，另一组是较内敛的初二学生。她们在团体当中就如同在休息时间一样，只和自己组里的伙伴互动，两组之间几乎没有什么交集。在团体活动进行中，初一学生非常投入，初二学生则意兴阑珊，时常找机会提早休息，需要我请三请四才又融入团体。另外，我发现初一学生的孩子，有点不敢和学姐靠得太近，初二学生似乎也不太搭理学妹们。

等到第一天下午，在某个团体活动中，我总觉得这两组人马彼此之间好像有些不融洽，稍后越来越觉得不对，于是当场喊暂停，请大家回到教室中间围成一个圈坐下来聊聊。

因为他们功课好啊

等到大家都坐下来之后，我先说明中途喊暂停的原因，以及我看到、感觉到了什么，接着就邀请成员们说说自己的感觉。这时，她们所熟悉的辅导老师也加入进来，我心想这样也好，有她们熟悉和信任的成人在场，她们或许比较愿意发言，毕竟我和她们初次见面，也才相处了几个小时而已。

首先是初一的部分成员先发言，稍后初二学生也有少数人开口说话。随着沟通过程的进展，后来反而是初二孩子的发言比较踊跃。她们从团体中的情况，一路讲到自己平常在班上和在校内的状况。我这才知道，这个团体中大多数成员是遭受欺凌的对象。

原来，这几位同学经常跑辅导室的原因，不是因为调皮捣蛋被老师送过来，而是她们将辅导老师视为倾诉的对象和精神上的支持。她们多半在学校过得并不快乐，学业成绩也没有特别出色，加上部分孩子的家境比较困难，相较于班上其他同学，处境就比较弱势。

据她们说，自己不会也不想招惹别人，但别的同学却会无缘无故地欺负她们。比方说，下课时她们本来很单纯地坐在自己的位子上，而某些同学经过她们身边时，却会出言挑衅，或者直接出手拍打她们。我想，没有人天生愿意受到这种对待，她们当然不高兴，于是双方发生争执。等老师闻声前来，却总是袒护那些挑衅者，让她们觉得非常不公平。

当我问她们："老师为什么总是偏袒那些人？"一位初二学生就说："因为他们功课好啊！"

努力用功却考不好，是谁的错

为了确认这并非片面之词，我转头看了辅导老师一眼，接着邀请她说说自己的看法。辅导老师在这所学校也待了三五年，对于各班级的状况都有一定程度的了解。她说，事实的确如此。这些孩子经常找她聊的，就是这些事件所引起的负面情绪与想法，而且她们也无法理解，难道功课好就可以为所欲为吗？只是，这位老师也很无奈，因为她在学校并没有相应的影响力，很难避免这种情况再度发生。她能做的，就是欢迎孩子们随时来找她，给她们同情和支持。

这些孩子聊得越久，就越愿意聊。这样的互动，打开了她们的心房，尤其是初二的成员。她们原本都很拘谨，话匣子打开后，我也就更清楚她们的状况了。

有个孩子说，她自己也不愿意功课不好，但是读了老半天就是考不好，有什么办法！基本上，用功读书却无法得到好成绩，可能是读书的方法需要调整，或者是读书时刚好精神不济，所以事倍功半。这个孩子继续说，因为自己学业表现不尽理想，她在家中也看不到大人的好脸色，甚至经常被疏于照顾她的父母骂笨。“他们就一直骂我笨，”这孩子气冲冲地说，“那我的成绩怎么会好嘛！”

其他人陆续说出自己在公交车上如何被同班同学挑衅，搞得自己有时候只好走路回家，路程还有点长，所以总会迟些到家，免不了又挨父母一顿唠叨，真是冤枉。问她们为什么不直接向父母解释，她们说：“他们才不会听啦！”孩子们大多觉得自己不被父母了解，父母似乎也不愿多花时间在她们身上。

我心想，难怪这些孩子，尤其是初二生，总是非常少话。正因为缺乏与成人建立正向关系的经验，导致她们不轻易信任父母师长，只能从处境相同的伙伴和辅导老师那里得到倾听、安慰和支持。

你可以不理他啊

孩子们仍踊跃地说着自己被欺负的经历。这时，一位相对沉默的成员忽然开口说了一句："你可以不理他啊！"接着，她就描述自己某天下午是如何又遭同学挑衅。她当时选择不予理会，结果对方讲久了也自觉没趣，就摸摸鼻子走了。有时候，如果同学开始动手推她，她就会立刻起身站直，告诉对方别再烦了，不过她通常是沉默以对。

这时，部分成员质疑这样的应对方式，只怕更助长挑衅者的气势，以为自己很好欺负而得寸进尺。这时，她们之间就发生了小小的争执，沉默以对的同学觉得越和对方吵，情况会越糟，如果闹到老师来查看，自己反而又被冤枉。主张反击的同学，则表示自己在老师眼中反正都已经印象不好了，倒不如挺身捍卫自己，免得被人看扁。

辅导老师和我就专心听着她们彼此沟通、交换意见。如果她们能彼此建议和学习，会比什么都由老师口中说出更具说服力，印象也会更深刻，毕竟这是出于她们自发性的表达，若能通过彼此表述和支持的力量，找出更多应对方法，在某种程度上，就达到了这次团体活动的目标。到了第二天，初一和初二两组之间开始有了互动。

这些孩子真的都不坏，反而很令人心疼。她们唯一的错，就是家里不够有钱、功课不够好，因此被同学欺负，也被老师轻视。辅导老师在事后谢谢我带给孩子们这么特别的体验，而且她原本对于某些事情只知道个大概，听孩子们说了之后，才更加了解她们在学校的艰难处境。遭受被欺负的痛苦，真的不是外人能轻易理解的。

【为您支招】

——同情、坚定、幽默、沟通

无论您的孩子是否遭受欺凌，这些方法可以协助他渡过难关，或是防患于未然。

◎请家长避免介入孩子之间的争吵。冲突管理是成长过程中的必经之路，也是需要学习的课题。排解纠纷并不容易，大部分的人也都希望避免纷争，但冲突的产生毕竟在所难免。因此，孩子必须学习如何面对和化解纠纷。孩子们常常十分钟前还在吵架，吵完之后又一起玩耍嬉闹。因此，请以直觉来判断和决定，如果孩子的安全堪忧，就要介入处理。

◎平时就要多关心孩子。除了学业之外，也主动关心孩子在学校里遇到的事情，并且在孩子遇到问题时，不要直接认为错在孩子，或是忽略孩子的求救信号，直接转移话题，而要认真聆听孩子所说的一切，了解孩子需要什么协助，让孩子感受到自己是被支持的，那么孩子才会愿意在遇到麻烦时主动求救，问题也才不会像雪球般越滚越大，到了事情严重时才被父母发现，到时想要帮忙都很难了。

◎留意孩子的交友状况。当您看到孩子和同伴们相处时，请观察他们的神情和态度是否与平常不同，表情有没有不自在，态度是否退缩，孩子的身体语言是否透露着恐惧。或者，当孩子获邀到某位朋友家玩时，他是否不太愿意，如果不太愿意，就要深入了解。当孩子表示自己被欺负时，也要仔细聆听、感同身受并接纳他们的处境。另外，鼓励孩子多交好的朋友。欺凌者通常会找落单者下手。

◎在前述青少年团体中，那位说出“不要理他们啊”的成员的方式就很好。不予理会，需要的是有心理准备和保持冷静，因为对方在感到自讨没趣而放弃之前，很有可能变本加厉。

◎态度要坚定明确。同样是这个孩子的做法，当遇到挑衅时，请挺起身子，语气坚定地告诉对方别再这样，并且直视对方。这不容易做到，父母可在家协助孩子练习。

◎保持幽默感。爱找别人麻烦的孩子，通常期待看到对方害怕的神情，并因此觉得自己有能力掌控一切。若被欺负者出其不意地表现幽默感，例如说，“你终于来了！我正好有事情要问你。”或称赞对方今天的打扮真有型，对方一时之间会不知所措。这时，主导权就转移到原本弱势的一方。

◎和老师及欺凌者的家长沟通。即使孩子年纪还小，也可鼓励孩子邀请欺负者一起找老师谈谈。如果情况严重，家长也可和孩子的老师或欺负者的家长沟通。不过，对方的父母可能会认为自己的孩子绝对不是这样。如果与对方无法沟通，就要告诉孩子远离那些欺负者。

动作小教室

【父母看一看】

心身的力道和收放

在我带领团体的经验中，令我感到改变及收获最大的，就是忧郁症的朋友们。他们在团体活动的初始总是相当拘谨，习惯坐着低头不语，身体姿态内缩、下沉，身体动作也多半是小而轻缓飘摇的，没有明确的方向性和力道。在团队最后的分享时，大多都保持沉默或腼腆的微笑，接着又低头、缩身，被问到什么，常会说“不知道”。随着团体活动次数增加，他们的身体逐渐展开，动作越来越有变化、张力和创意，腰板更挺直，笑容和口语表达亦随之出现。

这些成员一开始给人的感觉是不确认周围环境，也不确认自己，所以动作的形态、方向和力量都不明确。大家可以想象一下，这样的身体形态，会带给您什么样的感觉？等团体活动到了中期，他们渐渐打开自己的身体，身子挺得直，动作质感也越来越清晰，这样的身体形态，给您的感觉又是什么？

当一个人身体不适、心情欠佳或缺乏自信时，体态会比较紧缩，头也不太抬得起来。反之，当一个人神清气爽、心情好或充满自信时，经常是抬头挺胸、大步向前的。收缩、无力的身体样貌，正是容易遭受攻击的体态。攻击者通常找弱者下手，因此，可以从体态的调整来建立身心自信。

【亲子动一动】

身体雕塑家——打造自信的好体态

凡举止、眼神、表情、姿势、动作和身体周围空间，都是身体语言的各个方面。有个笑话是这样的：

路人甲："请问如何走到卡内基音乐厅（美国纽约市闻名全球的音乐表演 中心）？"

路人乙："练习、练习、练习！"

其实，不仅仅是音乐而已，充满自信的眼神、表情、姿势和动作，也都是可以经过学习、练习而熟悉，进而成为自身肢体语言的一部分。

以下活动适合父母与孩子共同进行。

我的身体要坚定

1. 和孩子聊聊清楚说出"不"和"停"的重要性，什么时候应该说"不"和"停"，如果该说的时候不说，可能会出现什么样的状况，以及孩子对这些状况的感受。

2. 接着，先和孩子面对面站着，然后绕着孩子的身体移动。此时，您就在孩子的身体周围空间内。当您移动时，请由远而近，让孩子感受自己的个人舒适空间，以及探索对孩子而言的"太近"的感觉。掌握了这个身体距离，当威胁靠近时，孩子就

会提早警觉。（如图 10）

3. 如果您是和好几位孩子在一起，可以请大家围成圆圈，在形成圆圈的过程中掌握自己和他人的舒适距离。

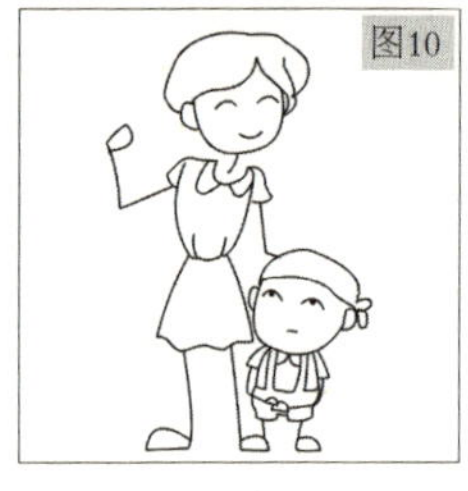
图10

4. 请孩子假装骚扰您，当您说“停”时，请尝试以嬉皮笑脸、怪异的声音，以及看地上或身体向后退缩等方式来说出这个字。结束后，和孩子讨论一下彼此的感受。（如图 11）

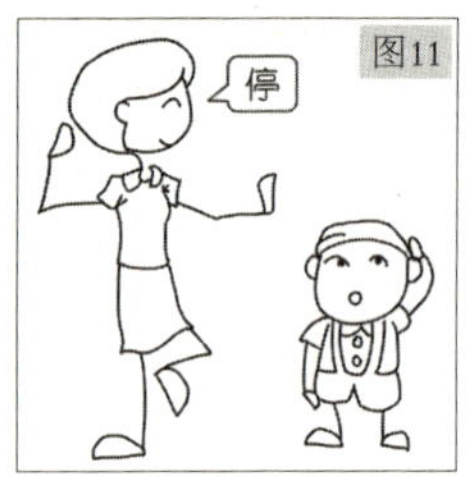

图11

5. 接下来，仍然请孩子假装骚扰您，但这次请以坚定的方式说停：先向前（稍微朝斜前方）跨一步，双膝微微地弯曲，以稳住身体重心；站姿直挺，仿佛您的腰板可向上和两旁无限延伸，给人一种高大的感觉；脸部表情严肃、看着假装骚扰者的孩子，然后以沉稳的声调说出停。说话声音不用很大，但是语气要很严肃。（如图 12）

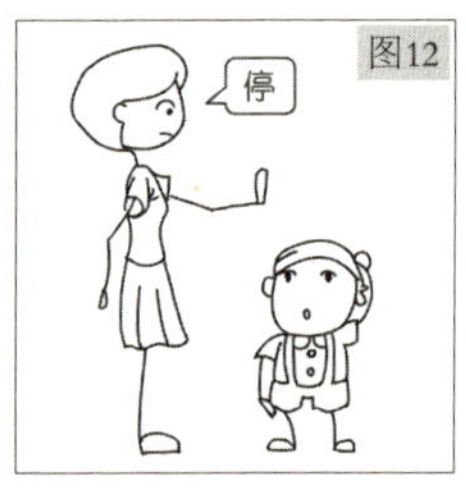

图12

6. 带着孩子互换演练上述表情、站姿和声音，一同探索各种坚定的姿势和体态。当孩子站稳时，先征求孩子的同意，然后从前后左右等方向轻轻推他，看孩子是否会失去平衡。失去平衡的话，请孩子调整自己两脚的位置，让左右脚形成对顶的位置。站稳之后，再轻推孩子。这样反

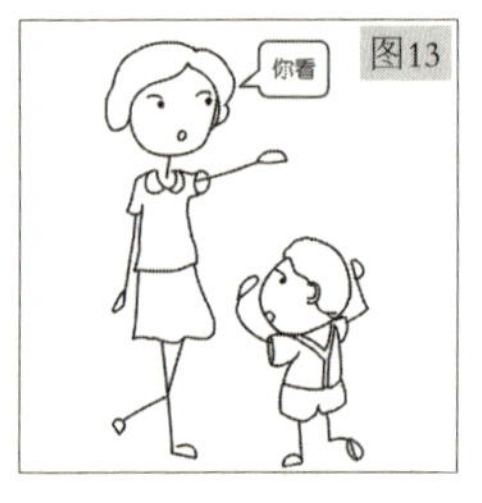

图13

复调整，让孩子的身体学会保持平衡与稳定。

7. 接着，让孩子反复演练口语，有时候说停，有时候则说不，注意孩子的声音必须深沉坚定。如果有好几个孩子，则可两人一组互换演练。

8. 等孩子熟悉坚定的身体姿态后，请他再向前跨一步的同时，也请他向前伸出一只手，这只手要竖起手掌好像挡住什么东西似的；另一只手则叉腰。一般而言，踏出的脚和伸出去的手要在同一侧，这个动作才会顺畅有力。当孩子摆好这个姿势之后，同样可以先征求同意，再轻推孩子的身体和伸出去的那只手，看看是否真的很稳。

9. 再让孩子反复练习几次。之后，再次和孩子讨论这个练习带给自己的感受，以及孩子认为什么时候需要用到它。

10. 另一种面对骚扰者的方式，就是转移对方的注意力。请孩子再度假装成骚扰者，并且口中念念有词走近您，这时您举起一只手，朝孩子的斜后方这么一指，伴以惊讶的表情和语气大声说：“你看！”说完之后，立刻朝您指的方向稳稳地走过去。(如图 13)

11. 和孩子交换练习。当一个人的身心开始软弱时，只会越来越软弱，遭受攻击的概率就越大。这个位移动作比较复杂，所以可能需要多练几次。

12. 最后告诉孩子，即便心中感到害怕，但身体依然可以假装很镇定与坚定，诀窍就在于多练习。此外，可以和孩子一同列出他经常活动的范围，例如教室、校园、托管班附近等，然后列出每个地方的求救资源，例如老师的办公室、商店和任何有大人的地方。掌握了环境，就更有胜算。

第 5 章
落单孩子的生存之道

每一个人际关系受阻的孩子，都有着不为人知的辛酸；有时身体界线的模糊、空间的错误使用……都可能是让他落单的原因。

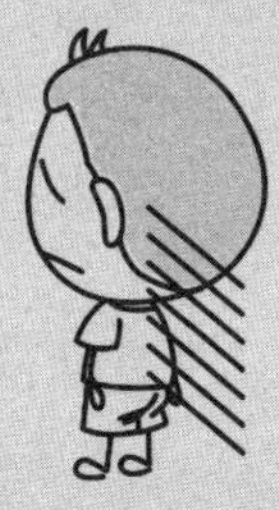

一、管教前后不一致，孩子行为难控制

讨厌啊，你干吗这样

您遇过喜欢出其不意吓人的孩子吗？请试着想象以下场景。

“嗨。”好动的小晨，跑到同班同学小莉的身边大叫一声，然后哈哈笑着。

“啊！”小莉被吓了一跳，以为发生了什么事情。转头一看，原来是小晨在叫。“讨厌啊，你干吗这样？”小莉抱怨小晨，“你这样很吓人啊。”

只见小晨继续笑着，并没有回答小莉。

稍后，小莉和其他两位好同学结伴到隔壁班找朋友。才走没几步，小晨又追了过来，在三位女生后面又“哇”地大叫一声。

“哇！”她们都被这出其不意的叫声吓到了。

“你走开啦。”小莉很不高兴，“刚才不是已经跟你说不要这样？你听不懂啊？”

小晨依然自顾自地笑着，没有说话。

小莉和好朋友于是不再理他，手牵手走到隔壁班门口，开心地和里面的同学聊天。过了一会儿，三人又走了回来。走着走着，然后……

“哗。”小晨这次不但依旧大喊一声，连出场方式都有了变化。这次，他是从三位女生的背后跳到她们的面前。

这次，除了小莉之外，其他两位女生也被吓着了。

老师，他一直来闹我们

“你真的很讨厌。”小莉的其中一位好友对小晨说完，就快

步走向自己班的教室。“老师，”她走向正在和别的同学讲话的老师，“小晨他一直来闹我们，好讨厌。”

小莉和另一位好友也走过来。“对啊，老师，去管管他呀，每次都爱吓人家。”她们不住地抱怨着。

“你们等一下哦。”老师暂离刚才一起聊天的几位同学，抬头望了一望，看到小晨站在教室的后门那儿，脸上仍带着顽皮的笑容。

“小晨，”老师走过去问他，“你刚才有没有吓小莉她们？”

“呵呵……”小晨依然嘻嘻笑着。过了一会儿，才对老师说：“我就是打招呼啊。”

“可是她们说被你吓着了。”老师继续说道。

“呵呵，好玩哪。”小晨好像很喜欢对其他同学大叫。

“如果有人对你大叫，你会不会被吓到？”老师又问。

“不会啊。”小晨立刻回答，然后又自顾自地又笑又跳。

“你不会，并不代表别人也不会呢。”老师捺着性子继续沟通。

“就好玩啊。”小晨依然觉得吓人很有意思。其实，小晨已经不是第一次这么吓同学，即便多数人都叫他别再这样，但他还是改不了。

如果您是小晨的老师，会如何处理这种情况？

上课不太专心，下课爱吓同学

过了一阵子，学校刚好举行定期的家长会，小晨的妈妈和其他孩子的家长，就来到了小晨所就读的小学。当轮到小晨妈妈和老师谈话时，老师亲切地招呼她。

“小晨妈妈好！”老师打了招呼。

“老师好！”小晨妈妈很想知道儿子在学校的状况，“小晨最近在班上还好吗？”

两人就这么坐下谈了起来。小晨的学业成绩其实还不错，这方面比较不需要担心，只是他有时候并不是很专心上课，会动来动去，往窗外看或在课本上涂鸦，但是经过老师提醒之后，通常就会恢复注意力。

不过到了下课时，就不是那么一回事了。小晨喜欢出其不意大叫吓同学，等待同学的脸上出现惊吓的表情；加上他好动，常常觉得喊的不过瘾，一定要加上不知从哪儿冒出来的身体动作，才更有效果。老师虽然劝了他不止一次，有时候也会让他受罚，但情况并未获得多大改善。因此，小晨在班上的人缘并不好。

“小晨妈妈，”老师问道，“小晨在家里会这样吗？”小晨在家中除了爸爸妈妈之外，还有一个弟弟。

“他有时候会对我和他弟弟这样，”小晨妈妈说道，“但他不敢对爸爸这样。”

“为什么不敢对爸爸这样？”老师有些好奇。

原来，小晨爸爸是一位比较严肃的父亲，对孩子们虽然还不到军事化管制的程度，可是孩子一旦闹得太大声，或者兄弟俩吵架或打架，他就会厉声制止。孩子们通常看到爸爸生气了，就会乖乖地停止争吵，所以他并不用过多责骂，就可以让孩子安静下来，但也因此造成孩子们比较怕爸爸，而常常和妈妈黏在一起。

孩子的惊喜点，别人的惊吓点

事实上，小晨妈妈也和老师一样，每当小晨出现吓人行为时，都会叫他别再这样了，而且她自己有时候也会被吓到。

“那么，”老师继续问，“小晨是从什么时候开始有这种吓人的举动？”

小晨妈妈想了又想，不知不觉就回到时光隧道中……

她想起小晨在小学一年级的时候，就出现过跳出来大叫吓人的举动。当时，她有点被吓着，于是问孩子为什么要这样。

“妈，我是在跟你打招呼啊。”当时才小学一年级的小晨笑着回答。“妈妈抱抱。”他当时很喜欢跟妈妈撒娇。

“好好好。”小晨妈妈觉得，孩子年纪还小，也并没有恶意，于是就没有再多说什么。往后当小晨出现这种行为时，她有时候会被吓着，有时候不会，但是当小晨的弟弟开始念幼儿园时，他就开始这么对弟弟打招呼，有时候把弟弟都吓哭了。

“小晨，弟弟还太小，不可以这样。”小晨妈妈会这么说。

“哦。”小晨在当下通常会乖乖听话，不再忽然对弟弟大叫。然而，过了一阵子之后，他却又再犯，需要妈妈持续提醒，才会停止对弟弟叫喊。

那么小晨妈妈自己呢，小晨仍然不时带给她“惊喜”，她也还是有时被吓着，有时则没有，甚至在另一些时候倒反过来吓吓儿子，玩得好开心。等小晨升上了四年级，他就开始在学校为班上同学带来“小晨式”的惊喜，只是没多少人领情，大部分的同学也会跟老师告状。

管教前后不一致，孩子行为难控制

和老师这么谈下来之后，小晨妈妈似乎感觉到，大儿子看似没有恶意的行为，其实已经严重影响他的人际关系。想当年母子两人开心地互相“打招呼”，好像也挺有趣的，现在却造成班上同学的困扰。

回家之后，小晨妈妈又仔细地想了想。随着儿子年龄的增长，他的声音、动作和力道也越来越大，最近当他又在家热情有劲地打招呼时，她自己都常常被吓着。事实上，她已经告诉小晨“你这样会吓着妈妈”，却似乎没什么效果，儿子甚至反过来告诉她：“妈妈，你以前都不会管我。”让她真是无言以对。无法制止小晨的吓人行为，让他的妈妈十分苦恼。

让我们把时间倒退到小晨小学一年级时。当小晨妈妈第一次被孩子的举动吓着时，虽然问明了原因，但因为孩子的回答是毫无恶意的“打招呼”，而且一说完就让妈妈抱抱，看着孩子这么需要自己，大概很少人不会心软吧。之后，小晨妈妈不一定每次都会被吓着，所以有时甚至回过头来“反制”儿子，然后就变成两个人之间的亲子游戏。

然而，正因为在小晨的行为一出现时，就没有清楚明确的引导和说明，孩子没有机会了解这种方式其实未必适合所有的人，况且和妈妈玩得愉快，并不代表同学们也会喜欢。随着时间向前推进，小晨吓人的举动也持续进行，自己觉得有意思，别人却很伤脑筋。即便老师一而再，再而三地提醒，情况却不见好转，最后弄得连妈妈也束手无策。

另外，小晨爸爸的出现，在一定程度上制止了小晨的吓人行径，但爸爸并非一天二十四小时都在身边，况且爸爸不可能为了防止小晨吓别人，而到他的班级上“坐镇”。因此，在爸爸的视线范围之外，小晨就依然我行我素。

【为您支招】

——父母言词明确，孩子有所依循

其实，小晨的妈妈并非疏于管教，而是在关键的时间点上没有清楚地告诉孩子什么可以、什么不可以。例如，当她第一次被小晨吓着时，她虽然说出了自己的感受，但没有告诉孩子“以后不可以这样”，或是告诉他如果换成别人，可能会引发不同的情绪反应，因此孩子自然会觉得这是被允许的行为。

事实上，跳出来喊叫吓人并非小晨的专利，有些孩子甚至大人偶尔也会躲在门后面，等同学朋友经过时忽然跳出来“嘿”一声，算是开个小玩笑。这原本无伤大雅，但如果频率过高、声音和力道过大，或者明知对方不喜欢却持续这样的行为，就容易形成令人不悦的干扰。

如何协助孩子在自己喜欢和他人感受间取得平衡？

◎很多时候，如果大人没有说“不”，孩子会认为这就代表“可以”，而持续自身行为。孩子需要通过父母、老师的引导，逐渐养成换位思考的习惯，以及知道什么时候可以或不可以做什么事情。还可以充分运用孩子喜欢的故事或影片来进行讨论和引导。毕竟，每个人对相同事物的感受都不尽相同。

◎当您发现孩子无心的开玩笑，已经对其他孩子造成干扰时，可以好好跟孩子沟通。比方说："爸爸妈妈知道你很喜欢这样，但是你也看到其他人并不喜欢你这样。假设你跟爸爸妈妈说不想要这件玩具（或某种饮料或食物、做某件事等，请依照您对孩子的了解自行发挥），我们却一直要你接受，你会开心吗？""你不开心，但爸爸妈妈却不觉得不开心。这时，你又会有什么感觉？"

◎比较活泼外向的孩子，倾向运用稍微偏离标准的行为来吸引大人的目光，这包括了比较大的声音、动作和力量，比较特殊或令人听了不是很舒服的语词等，特别是当他们想"出头"时，搞怪就成了求生及应对法则。这种行为也容易出现在受到他人偏见的孩子身上。因此，在孩子众多偏差的行为中，努力找出他们的正向行为，并予以放大、鼓励，而在身体姿态和心理态度上保持平静和稳定，以调和他们的躁动。

◎相反的，比较文静内向的孩子则会以低调的言行、顺从的态度来吸引大人的注意，看起来是乖乖的，可是对于自我的肯定和挫折容忍度，却会因此而下降。有时候，孩子并非蓄意捣蛋，而是大人的引导方式或措辞对孩子来说并不适合，反而导致反效果。所以，父母、老师可鼓励这类孩子多多表达自己的想法，给予符合孩子身心阶段且适度的决定权，帮助他们肯定自我。

二、没被满足的孩子，怎能真心与人分享

她要，他也要，到底该给谁

"我要这只无尾熊。"恬恬说。

“我也要这只无尾熊。”伦伦接着说。

恬恬和伦伦是一对就读小学的姐弟。这一天，他们带着自己已经不玩的玩具，跟着妈妈来到二手玩具市场，来和别的小朋友交换玩具。三个人在热闹的二手市场中闲逛，不一会儿，姐弟俩就同时看上了一个小弟弟怀里的无尾熊玩偶。此刻，两人正目不转睛地看着这只可爱的玩偶熊。

“弟弟，请问一下，我可以用我的小松鼠跟你换无尾熊吗？”恬恬抬起头，抢先询问小弟弟。

“请问弟弟，我用这辆车车，能不能跟你换无尾熊？”伦伦也不甘示弱，举起自己手中的玩具车，在小弟弟的眼前晃了晃。

姐弟俩都抢着要拿自己的玩具交换，可是小弟弟就只有这么一个无尾熊玩偶。

“嗯……”小弟弟先是抬头看了一下带他来市场的爸爸，然后回过头来，面有难色地对恬恬和伦伦说，“我两个都喜欢，怎么办？”

“弟弟，跟我换啦，我的玩具比较好玩。”伦伦试着游说。

“刚刚是我先问他的。”恬恬瞪了伦伦一眼，然后转头笑容满面地对小弟弟说，“来，跟我换小松鼠，好不好？”

“唔……我两个都喜欢，怎么办？”小弟弟显然有些苦恼。

亲爱的家长，如果这对姐弟是您的孩子，遇到这种状况，您会如何反应和处理？

这是我的，不给你玩

“对了，”小弟弟似乎想到了什么，“我还有这个猫娃娃，你们喜不喜欢？”小弟弟从自己的背包里拿出一个猫玩偶。

“喜欢。”恬恬和伦伦觉得小弟弟的猫咪也不错，但他们还是比较喜欢无尾熊。

“伦伦，你换猫咪，我来换无尾熊。”恬恬对弟弟说。

“不要，人家明明比较喜欢无尾熊，你去换猫咪啦。”伦伦并不愿意把机会留给姐姐。

妈妈在这个时候说话了：“谁换不是都一样吗？换了就都是我们家的玩具，你们可以一起玩啊。”

“不行不行，”恬恬皱着眉头、嘟起嘴巴说着，“弟弟会说‘这是我的，不给你玩’，那我根本玩不到。我不要。”

“我也不要！”伦伦抗议，“妈妈，姐姐也不会给我玩。”伦伦的双眼都红了。

姐弟俩就这么僵持不下，谁也不愿意让谁。

“既然你们谁都不让谁，”妈妈对争执不休的姐弟说，“妈妈就给你们两个选择：第一是你们猜拳，赢的人换无尾熊，输的人要甘愿；第二是大家统统都不要换。你们要选哪一个？”

好的东西，一定要跟好朋友分享吗

有孩子的家长，应该不时会带着孩子拜访亲友，或在家中接待亲友和他们的孩子的机会。当大人在聊天，小朋友也许坐在一旁听，更可能是到房间或其他地方一起玩。这时候，做东的家长，可能会要求孩子把自己的玩具拿出来和小客人分享。

2~5 岁的孩子，通常比较以自我为中心，也就是说，他们相信别人的想法都和自己的一样，并且认为自己的想法就是对的，所以时常无法接纳他人的意见或劝导。最普遍的例子，就是孩子不愿和别的小朋友分享自己的玩具，甚至会抢别人的玩具；或者到亲友家中做客时，看到喜欢的东西，会不假思索地去碰或直接拿过来，只因为他认为“只要是我喜欢的东西，就是我的”。

有些家长为了避免爆发玩具争霸战，经常一而再，再而三地叮咛或劝导，可是当孩子就是不听时，家长很容易心生挫折，然后将挫折感化为愤怒，反而责骂起孩子来了。事实上，处于这个阶段的孩子，只是表现出属于他们目前所处发展阶段的特质，事事都要照自己的意思去做，很难听进大人的劝告和建议。

如果孩子已经过了这个发展阶段，却依然不愿分享，这时候，父母可以先想一想，自己为什么会要求孩子分享自己的玩具，是因为这才是待客之道，还是别的孩子都有分享，所以自己的孩子也得分享，以示公平？又或者，孩子曾经愿意分享，却因此而招致物品受损，所以从此不愿再冒这个风险？

没被满足的孩子，怎能真心与人分享

其实，孩子就是自己物品的主人，有权决定是否和别人分享、与谁分享，以及分享什么。也或许，孩子曾有不好的经验，使得他们选择不再分享。不要说孩子，就算是大人，也未必都愿意和别人分享自己的东西。例如，我有些朋友就很少出借 CD 和书籍，因为往往一去不复返，怎么要都要不回来。我本身的话，也会斟酌是否出借自己的东西，因为我也有类似的经验。

此外，孩子也可能因为非常珍惜自己的物品，担心因为分享而导致物品损坏而不愿分享。无论是什么原因，父母都可以了解孩子为何不愿分享，并予以尊重。毕竟，孩子的玩具虽然大多是父母花钱买的，一旦买了之后，玩具就是孩子的，对于是否分享，孩子拥有决定权。若不尊重孩子的选择，就无法满足孩子的自尊，如果连自己都无法决定私人物品的使用，孩子也许表面顺从，但在心理上就难以构建完整的自我意识，长久下来，孩子就很难去尊重他人，甚至成为阳奉阴违、以自我为中心或占有欲强的人。

另一方面，如果孩子玩过别人的玩具，自己却不愿分享，或者情不自禁去碰或拿别人的东西，父母这时就可以和孩子聊聊，对他说，如果换成是别人可以玩你的玩具，但是你却玩不到他们的玩具，你会有什么感觉？如果孩子是因为担心别人弄坏自己的物品而不愿分享，不妨和孩子讨论一下是否有替代方案，比方说以小点心代替玩具，其实有许多可能性。

如果孩子习惯去碰或拿别人的东西，您可以问问他，如果别人不经过他的同意，就擅自碰或拿他的东西，他会作何感想，会采取什么行动？带着孩子站在别人的立场思考，将心比心。父母也可以回想自己是否在带着孩子拜访亲友时，会不经意地顺手拿起亲友家的东西瞧瞧，而忘了先问一声。

孩子的自我觉察，开启分享的契机

让我们再回到恬恬和伦伦的“玩具风云”。妈妈眼见两个孩子僵持不下，就提议以猜拳来决定谁去换无尾熊玩偶，否则谁都别换了。发生这样的状况时，大人确实应该出面处理，一来让孩子们相互争吵，并没有太大的意义，也浪费时间；二来，这也让孩子知道，世事未必皆尽善尽美，你想要的东西，有时候别人也想要，好比抽奖一样，人人都有机会，但未必人人有奖。这就是人生。

让我们来看看无尾熊的新主人到底是谁。话说恬恬和伦伦听了妈妈的提议，讨论一番之后，就决定以猜拳来决定谁去换无尾熊，而且猜一把定胜负。

“剪刀、石头、布！”两人不约而同地齐声喊着。

“耶，我赢了。”恬恬出剪刀，伦伦出石头，所以伦伦猜赢了。于是，他开心地用自己的小车子和小弟弟换了无尾熊。

“哼。”恬恬即便既生气又难过，也只能接受猜拳的结果。

妈妈看到恬恬失望的神情，就说：“你们刚才不是也说喜欢小猫咪？恬恬，要不要换小猫咪？”

恬恬迟疑片刻。“哦……好吧。”她就用自己的小松鼠和小弟弟换了猫咪玩偶。

回家后，伦伦用绒毛娃娃干洗剂，仔细地帮无尾熊洗澡，洗完之后就高兴地玩了起来。

伦伦玩着玩着，忽然觉得少了些什么。原来，他觉得只有自己在玩，有些无聊。他在心中想着：“姐姐也很喜欢无尾熊，她现在一定很不开心吧！她虽然有时候会跟我抢东西，但是当她有好吃的东西，都会分给我吃……”

因此，伦伦做了一个决定。他抱着无尾熊玩偶去找恬恬，对她说：“姐姐，我跟你换猫咪，好不好？”

“好啊。”恬恬喜出望外，但是也觉得不可思议，“你为什么要跟我换呢？”

“因为姐姐也很喜欢无尾熊啊。我不想看到你难过……”伦伦略带羞涩地说。

“伦伦，谢谢你。”姐弟俩就这么交换玩偶，“我们一起玩吧。”恬恬对于弟弟的慷慨，很是感动。

“好啊好啊！”伦伦开心地笑了。

于是，他们就快乐地玩着无尾熊和小猫咪，还一起用手帕、小毛巾和其他小装饰品，替玩偶们做了温暖的窝。

【为您支招】

——我的东西和你的东西，分清楚，讲明白

伦伦的懂事，是因为有个好妈妈。姐弟俩和妈妈的关系很好，即使是朋友聚餐，他们经常主动表示要陪着妈妈，而妈妈也常和他们聊学校、托管班，甚至聊工作上的事，既可了解彼此在家庭之外的生活，更可启发孩子对于各种事物的思考能力，是很好的机会教育。

时常有父母认为，分享是一种美德，当孩子不愿意分享的时候，便觉得孩子不懂事、没肚量……因而命令或强迫孩子分享。其实，强逼孩子分享的结果，只会让孩子因为自己的东西被剥夺了，而感到更加没有安全感。分享和其他各项能力一样，也是需要一步步练习的，并且需要孩子本身先被满足够了，才有可能进一步跟他人分享。

关于协助孩子练习分享，您平时可以这样做：

◎尊重孩子保护自身物品的意愿，同时让他明白，别人或许也和他一样，非常珍惜自己的东西，如果未经他人同意，就擅自拿取不属于自己的东西，别人的心里也会不舒服。家中若有一个以上的孩子，还可以和他们共同讨论，决定哪些是个人玩具、哪些是共享玩具。此外，如果家里有条件，不妨准备一套招待小客人的玩具，并且让孩子知道，这是给其他小朋友来家里玩的。

◎可以让孩子和同年龄或比他们大一点的孩子一起玩，视彼此互动的状况适时配合言语教育。在开始玩之前，可以轻松地问问他们，等一下会怎么玩这些玩具，让他们先达成共识。如果孩子发生争执，他们会在冲突的过程中明白，原来别人的想法未必都和自己的相同，渐渐就会调整本身的观念、想法。所以，当孩子发生争执时，先别急着教训孩子，而是让他们自己从经验中学习。

◎如果孩子总是不愿与他人分享自己的玩具，当遇到小客人来访时，可事先和孩子沟通一下，如果不玩玩具，可以怎么招待小客人。我有位朋友就和孩子讨论出来，要在家中做小点心，而且是邀请小客人一起动手做，共享携手合作的成果。

三、缺乏弹性的父母，教出缺乏弹性的孩子

到底什么时候交作业

“谁记得昨天自然老师说什么时候要交作业？”生性有点儿小糊涂的琦琦，一进教室就问身边的同学。

“我知道，我知道。”座位在琦琦旁边的浩浩抢先回答，“下星期二交。”

"不是啦。"闻风而来的陵陵马上投否决票，"老师说这个星期五就要交。"

"哪有？"浩浩不以为然，"明明是下星期二才交。"

"到底是什么时候啊？"琦琦有些困惑。

"等一下。怎么都没有人想到看笔记本？"亮亮走了过来。

"让我看看……"陵陵打开自己的笔记本，"是这个星 期五。"

"是吗？"浩浩也翻开自己的笔记本，"哦……是真的。"他有些不好意思，原来是他自己忘了。"那我还没开始写……"浩浩开始担心起来。

有时候，成人是不是为了争个谁对谁错，而忽略了信息确认的基本步骤？

是要画线条，还是画小动物

我有位朋友是儿童创意美术班的老师，有一天她跟我提到了某次上课的情形。在那次的课程中，她利用色卡和图片让孩子认识互补色和对比色，也找了几位自愿的同学出来，让大家观看和说出他们身上衣服的配色，以加深印象。接着，她把大家分成几组，发下图画纸和蜡笔，要每一组画出互补色和对比色的搭配，画作内容就请各组成员一起自由发挥。

等我朋友说完之后，孩子们就开始热烈讨论。有些组在讨论要画什么，有些组则先从挑颜色开始。过了一会儿，她听到有一组的讨论声音比较大。

"我们要不要画几条线就好？这样最快。"有位孩子提议。

“不要了，这样好无聊。”另一位孩子说道。

“我们来画树和房子。”又有一位孩子提议。

“画小猫小狗，然后着色。”一位戴眼镜的孩子说道。

“画汽车比较好玩啦。”几个孩子就这么讨论了起来。

又过了一会儿。“不要了。”刚才说不要的那位孩子，又开口反对了。

“什么不要，刚刚大家明明都讲好了。”原本提议画小动物然后着色的孩子说道。

“怎么啦？”我朋友走过去，“你们讨论好要画什么了吗？”她大概知道是怎么回事了。

乱讲，才不是这样

“老师，我们说什么，他都说不要。”有位孩子指着说“不要了”的孩子向她反映。

“你乱讲，才不是这样。”被告状的孩子反驳回去。

“本来就是。画线条也不要，画房子汽车、小猫小狗也不要，我们选的颜色你也都不喜欢。”另一位孩子说着。

“那你们刚才决定了吗？”我朋友继续问道。

“老师，我们要画一只小狗在房子门口，”刚才首先向她报告的孩子回答，“连颜色都选好了。”他指着几支摊在桌上的蜡笔。

“那些颜色不好看啦。”一直说“不要了”的孩子继续坚持。

“房子、小狗和这些颜色，都是大家一起决定的吗？”我朋友想厘清状况。除了“不要了”孩子之外，其他人都点点头。

“老师，少数服从多数了。”孩子们又七嘴八舌了起来。

“好了，大家先安静一下。”我朋友转头问说“不要了”的孩子，“你知不知道少数服从多数？”

“……”这孩子低头不语。

“你不喜欢刚才大家说的那些内容和颜色，那你有没有说你自己喜欢什么图案和颜色？”我朋友继续问道。

“老师，他只是一直说不要了。”又有一位孩子加入谈话。

我朋友继续对这孩子说：“如果你不提自己的意见，别人怎么知道你想要画什么和选什么颜色呢？”她继续开导，“说出来，大家才可以一起表决啊。”

“哦……”这孩子轻声地回应，好像还是不太高兴。

“那么，现在是不是要少数服从多数？”我朋友又问。

这孩子沉默地点点头。

“那等一下和其他人一起画，好不好？”我朋友劝着他。

“……”他不说话。

“好了，你们开始画吧，”我朋友提醒这组，“不然你们的时间可能会来不及。”她接着又对这孩子说：“下次记得说出来哦。”

“好！”孩子们于是开始动笔，有人画出小狗和房子的形状，接下来就由另外几个孩子上色。过程中，这孩子始终沉默地在一旁观看。

朋友在各组间走动，不时看向他这组。虽然他没参与画画，但和同伴们也没再出现争执。

缺乏弹性的父母，教出缺乏弹性的孩子

记得我在逛商场、途经童装部和玩具部时，经常听到父母和孩子对于要买什么而发生争执。有时候是父母催促停下脚步看着衣服或玩具的孩子继续跟着走，有时候则是为了买哪一件衣服或哪一种玩具而争执不下。有些父母是因为价格的关系，或者是因为孩子已经有很多同类型的东西，而不采纳孩子的意见；另一些父母则是觉得孩子的眼光没有自己的好，而代替孩子选择物品。例如：

"我喜欢这一件。"孩子说。

"这件颜色这么暗。"妈妈说道，"来，这件就好看多了。"她接着就把自己看上的那件衣服，拿到孩子跟前比一比，略估计孩子是否穿得下。

"妈妈，我不喜欢这件啦。"孩子有自己的喜好，"能不能买那一件？"

"跟你说买这件就买这件，否则就不买。"妈妈有些生气，孩子怎可不听话。

"宝贝乖，听妈妈的话，"扮白脸的爸爸劝着孩子，"不然就没新衣了。"

新衣到底是穿在谁身上呢？

类似的例子不胜枚举。成人经常认为自己见识广博、懂得比较多，而习惯替孩子做决定，甚至帮孩子做他自己该做的事情，例如决定他该穿什么衣服、该学什么才艺、该读什么学校和科系等。如果孩子的选择无伤道德伦理，也不会造成浪费，而只是个人偏好所致，那么，何苦一定要让孩子依照大人的意思？

我不禁纳闷，我朋友的那位学生，是否从父母那里得到了太多脱口而出的“不行”“不准”“不要”，而学到迅速否决他人的意见？也因为缺乏表达与被倾听、被了解的经验，就变成只会说“不”，却无法清楚表达自己的孩子？

【为您支招】

——有弹性的多元思考，让孩子的心更宽广

若父母缺乏弹性，坚持事事替孩子做决定，就无法养成孩子独立思考、独立判断的能力和柔软的身段，遇事只会效仿父母强硬的态度来回应，对于有条理的自我表达却很陌生，反而助长了孩子的依赖性。等孩子长大之后，外表可能是个成人，内心却不愿也不懂如何替自己做决定。建立孩子待人处世的弹性和思辨能力，其实并非难事。

◎以孩子的高度和他对话。当孩子还小，或者如果孩子的体型比较小巧玲珑，请蹲下来和他说话，或者双方一起坐下来交谈。在我们带舞蹈与动作治疗团体时，常会大家围成一圈，但是带领者并不会站到圆圈里面，而是和团体成员一起围成圆圈，因为这样的位置就不会凸显地位的高低，是以外在形式强化每个人的平等立场。同样的，让自己和孩子处于同一高度，再搭配理直气柔的言语来进行沟通，相比于站着，头朝下对孩子说话，孩子会感受父母并非高高在上，而是可平等、体贴地和自己说话。

◎父母要以身作则，双方互相沟通时，请聆听和尊重对方的发言。如果父母之间的互动模式为互不相让、指责对方甚至动手打骂，孩子熟悉的沟通方法，也就会只有这些。以身作则已经是老生常谈，却是最基本也最容易被忽略的。

◎如果孩子听不得别人的一句重话，或者过于固执或死不认错，很可能是因为父母过度责备，让孩子心中缺乏安全感，容易导致他们的表达前后不一致、个性情绪化和缺乏弹性。另外，如果父母爱翻旧账，孩子就会心生疑惑：爸爸妈妈到底爱我吗？怎么老是念着我以前做过，现在却不再做的事情？日子一久，反而会让孩子失去自我成长的意愿和动机。

◎当孩子之间发生争执，大人可以先观察再行动。如果孩子可以自行通过沟通而找出解决方案，大人或许不用过度涉入，除非很明显会引起或已发生出言不逊或肢体冲突的状况，这时就需要立即处理。孩子自发性的对话过程，或许比较费时，但这却是他们宝贵的学习过程，请千万把握住。

◎如果父母本身的沟通态度合宜，孩子却很固执，也许是孩子的天性就比较执著，也可能是他从家庭之外的环境学到，或者必须采取这种态度才能被听到、看到。这时，不妨发挥您的温暖、关怀和同理心，了解孩子为何如此坚持，同时在沟通中拓展他看事情的角度。

◎为孩子提供接触多元环境的机会。例如，和各种性格不同的朋友一起玩、一起学习；参加团体活动，和一群人一起到新的环境……这么一来，孩子便有较多的机会，看见各式各样不同个性、想法的人，练习与他们相处。平时也可以通过故事或影片，带孩子看见故事里有不同的角色，聊聊对他们的感觉、看法，讨论为什么他们和自己会有异同之处，增加孩子接纳不同人和事物的弹性。

四、模糊的身体界线，是孤立的导火线

喜欢黏人和依赖的孩子

不知各位老师是否有这样的经验：

有这么一个孩子，在团体中很喜欢跟在老师身边，常常要老师和自己手牵手，或者不时要求老师抱抱，甚至会自己把身子靠到老师身上。如果一次两次可能还无所谓，但如果次数过于频繁，甚至已经成为习惯，就需要多注意了。

我就曾经在带团体时遇到这样的孩子。这个孩子个性还算乖巧，就是有点依赖性，常黏在我和助教身边，动不动就要我们抱抱，也不时靠在我们的身上，更会不经过同意就去动我们摆在教室角落柜子上的东西，上前制止之后还不会马上停下来，要跟她讲好几次，甚至轻轻拉着她的手离开置物处，她才会心不甘情不愿地把手收回来。

另外，她的依赖性也显现在和其他小朋友的互动上。当她玩游戏遇到困难时，就很习惯转头对我们说："老师，这个我不会！"希望我们能告诉她该怎么做。而且当她在游戏中玩输的时候，很习惯赖皮或立刻表示"不玩了"，但是过了一会儿，她又会找同伴们表示希望再加入游戏。几次下来，其他小朋友都不愿和她一起玩耍，她却把这归因于自己是团体中唯一的女生。

我们的处理方式为，除了在团体活动中增加身体界线的演练之外，就是当她靠过来时，提醒她要和其他人一样坐好；当她要求抱抱或手牵手时，鼓励她自己走；当她走向放东西的地方

时，立刻上前问明原因及和颜悦色地制止；当她在玩游戏的当下求助时，就称赞她是个聪明的孩子，一定会自己想到办法的；当她玩游戏赖皮而遭到排挤或拒绝时，就点出是她自己刚才输了就说不玩了。

您也遇到过这样的孩子吗？

你真的很白痴呀

我曾经遇过一群团体中的孩子，他们多半是初中生，仅有少数几位小学高年级学童。我在第一次的团体活动时发现，有位初中男生很容易和别人相互追打，有时是他主动追，有时则是他被别人追。当他们扭打在一起时，经常会越玩越过火，双方的力道也越来越大，让原本的玩要变成打斗。这时，就需要场中的大人适时出面关心和处理，才能让情况不致恶化下去。

到了第二、第三次的团体活动时，我又发现，原来团体中的男生经常无缘无故地跑过来打这个孩子一下，推他一把或者踢他一脚。他有时候不会还手，有时候会反击，然后很容易又演变成另一场打斗。每当我们问这些孩子为什么要或打或推或踢他时，他们都回答："没有啊，我们只是在玩。"问那个孩子被打被踢的感觉，他有时只是呵呵笑，有时则会抱怨自己总被欺负。如此反复无常的回复，也令我们相当伤脑筋。

后来某次团体活动的休息时间，这群孩子又相互追逐和打闹起来，而这个孩子也一如以往，常被多数的同伴们或打或推或踢。他有时会继续跑，当作什么事情都没发生，有时候反击回去。过了几分钟，这次反倒换他去追别人，追着追着，就有一个男生从旁边伸出脚来把他绊倒。当他倒下之后，也立刻把那位绊倒他的人拉到地上，两人就扭打成一团。

这时，我们正从走廊上装完水回来，一见这番景象，就赶紧上前劝架，怎知双方的扭打越来越激烈，力道又大，很难把他们俩分开来。最后好不容易让两个孩子分开，我们就问他们为什么打起来。两个孩子各执一词，都说是对方先惹自己。被绊倒的孩子说对方是故意的，绊倒别人的孩子则表示他只是帮朋友，因为对方当时正在追打他的朋友。

稍后，我们问起别的孩子刚才的情况。他们大多说刚才就只是跑着玩，然后看到有人跌倒，后来就打起来了。当被问到"是被绊倒的吗"，他们就说对，但多数人指出是被绊倒的孩子先去追别人，这孩子则反驳说："你们还不都是追来追去，怎么只讲我？"结果你一句我一句，说着说着又吵起来了。我不太记得详细的吵架内容，但我却记得有个女生后来对那个孩子说了一句话："因为你真的很白痴呀。"话一说完，其他人都笑了。感觉上，似乎没有人站在被绊倒的孩子这边。

真心话，大冒险

我们在团体活动开始之前，已经知道这团体中有个孩子在人际关系上遇到困难，无论是在学校或其他团体中，他很容易成为被其他孩子恶作剧或攻击的对象。可是，这孩子似乎不太清楚这一点，所以他在团体中的处境就一直不见改善。我们于是在心中想着，有没有什么方法，可以让他知道别人对他的感觉。

于是，团体的助教就在隔周的团体活动一开始，先请大家围成圆圈坐下来，把前一周所发生的事情复述一次，并且表示在过去的几周里，经常看到被绊倒的孩子成为多数人攻击的对象，即便他们都说在玩，但大多都会演变成彼此斗殴，试问大家到底对这孩子有什么看法，才会让这种情形一再出现？助教接着先发下图画纸和画笔，让每个人把对这孩子的感觉或印象画出来，而他自己也得画。

当每个人都画完之后，助教就请大家把画放在自己跟前，好让每个人都看到。接着，就以自由发言的方式介绍自己的画，也就是对这孩子的感受。这时，有一个孩子先开口介绍自己的画，然后解释这幅画代表着这孩子"很白痴"，其他人则异口同声地附和，然后争先恐后地列举他的"白痴事迹"，包括和别人站得很近；在班上动不动就突然靠在别人身上；跟他讲什么都不懂，不听劝，简直难以沟通；跟别人借的东西，经常忘了还或弄不见；未经同意就拿走别人的东西，即便他只是想借用或看一下，搞得大家都不敢再让他靠近等。

稍后，另一个孩子说，正因为这家伙"听不懂"的次数过多，把大家给惹毛了，所以几位男生就决定以更激烈的方式"给他点颜色瞧瞧"。助教问大家，那么你们的方法让情况好转了吗？大家先是沉默了一会儿，然后就有人说："反正什么方法都没用，白痴就是白痴啦。"

就在团体一面倒指责他的不是之际，有位始终保持沉默的女生发言了。她说因为在学校不跟他同班，所以不清楚那些状况，但是她记得他有一次在团体的休息时间跟她聊天，还鼓励她功课不好没关系，好好练球，因为运动好也是优势，可以入选校队。

后来，助教就对这孩子说："大家刚才都讲出了对你的看法，那你自己有什么感觉？"他发现这孩子的图画纸是空白的，而且他也不太讲得出来对这些意见的看法，不过看他的表情，似乎对这些回馈有了些许明白。过了一会儿，他说了一句"哦，我知道了"，然后就没再讲话。

助教于是问其他人还有没有什么话要说，大家都摇摇头，他就接着告诉大家，以后如果觉得同学有做得不对的地方，要马上告诉那个人，否则他可能都不会知道别人眼中的自己是怎样的。原来这孩子不懂得拿捏身体接触的分寸、人与人之间的距离及物品的归属，因此造成了人际关系上的障碍。经过这次真心话大冒险之后，这孩子和其他人的互动就逐渐改善了。

模糊的身体界线，是孤立的导火线

艾德华·赫尔博士在 1969 年的《隐藏的维度》一书中，定义了人与人之间的空间距离。

一、亲密距离。是指我们自己身边大约 50 厘米之内的距离。这是一个非常短的距离，在这么亲近的空间范围中，彼此的声音、言语、气味和其他非口语信息，都可以清楚地接收到。一般来说，这是非常亲密的人才会有的距离，或者是如拳击、摔跤等肢体搏斗型运动所会产生的空间范围。如果我们让别人进入自己的亲密距离，就表示允许其进入我们的私人领域。

二、个人距离。是指我们将双手向身体的两侧平举，所能画出的一个大圆的空间范围，为 50~125 厘米之间的距离。在这个自我保护层之中，我们得以保护自己不受他人的碰触，但是依然能伸出手握住或抓住想保护的人。夫妻或情侣在公众场合中，经常保持这样的距离。陌生人如果进入这个空间范围，就会构成对他人的侵犯。

三、社交距离。是指个人化的互动行为，在 125~200 厘米之间的空间范围。小型会议室的空间，就属于社交距离。同事之间或销售员和顾客交谈时，经常保持这样的距离。在社交距离中，无法清楚看到个人距离中所能看见的一些细节，如此一来可降低人与人之间因距离过近所产生的威胁感。

四、公众距离。是指可以保护自身安全的空间范围，是 2~4 米，甚至更远的距离（4 米以上）。大型演讲厅就属于这种空间范围，双向沟通在此变得困难。在这样的空间范围中，当一个人感到自身所处的环境具有威胁性时，能够采取防御的措施，即便可能无法仔细看出对方的举动，但可以清楚看到周围环境和在此之中所发生的事情。

因此，日常生活中的应对，其实蕴含着这么多空间法则。如果我们遵循这些规则，尊重自己也尊重他人的空间使用，别人就愿意和我们保持互动，因为相互尊重的交流，会让和我们在一起的人感到自在。反之，如果互动的任一方破坏了这些空间规则，就有可能被视为怪异、不礼貌而有被拒绝的可能。

【为您支招】

——身体的接触，很重要也得很谨慎

根据美国人际沟通学者朗诺·阿德勒和努尔·唐宁的研究

指出，身体的接触对于婴幼儿的身心发展至为关键，尤其在19世纪末至20世纪初，有许多新生儿因婴儿早衰症而死亡，有些孤儿院中的婴儿死亡率甚至高达100%，也有家庭、医院及其他机构出现死于此病的婴儿。他们的死因，正是身体接触的匮乏。

这就让我想起一位舞蹈与动作治疗培训的学员，曾经在课堂上分享她在学生时期的义工经验。

她当时参加学校社团，常在周末假日和社团的同学们一起到福利院服务。他们的服务内容没有别的，就是负责抱婴儿。她说，因院内人手紧张，有时难免无法让每位小宝宝都得到足够的身体接触，而这批拥抱天使就是来弥补孩子们被触摸的经验，通过大姐姐大哥哥们的拥抱，感受到另一个人的体温、暖暖的爱和关怀。

身体的触摸既然如此重要，它的过与不及都会对人际关系造成影响，那么，我们可以如何帮助孩子对于身体接触抱持正确的观念？

◎可以使用人形图案跟孩子解释，哪些身体部位是一般的人际互动中会触碰到的，比方说握握手、拍拍肩膀等。说明各种触摸行为与对象、情境的关联，例如请孩子指出父母可以碰触的部位，并且问他们，当不同的别人触碰到自己身体的这些部位时，会有什么感觉，并以此比较父母和其他人在身体碰触上的不同。另外，也可探讨同一个人在不同环境中，是如何调整自己与他人的身体碰触的。

◎如果是和一群孩子在一起，可以先请大家围成一个圆圈，调整彼此之间的距离，然后坐下来。接着，发给每个人一份人形图案和笔，请他们标示出可以碰触的部位，以及可以由谁来碰触。完毕之后，让他们互相观摩和讨论，从中发现不同的人对于身体碰触的不同规范和感受。

◎和孩子相互演练身体接触的部位和力道。先由您碰触孩子的不同部位，问他有什么感觉，接着变换碰触的部位、方向和力道，看看会有什么不一样的感受。接着，换成孩子来碰触您，并将您自己的感受反馈给他。

◎带着孩子观察各种环境之中人们的互动：在家中、学校、图书馆、餐厅、医院、车站和公园等地方，和他讨论人们是怎么通过身体接触来沟通、表达和处理事情，并且将重点放在让孩子学习理解触摸行为背后的心理动机，并且更深入讨论他是否应该进行相同的身体碰触。

五、错误的空间使用，让别人感受不到尊重

不准超过线哦

如果您是五六年级的学生，或许对于当时小学的教室座位排列还有印象。当时大多是两个座位并排，所以每位学生几乎都会和另一个人坐在一起。如果是女生和女生坐，或男生和男生坐，通常不会有什么状况出现，但如果是女生和男生坐，“划清界线”往往就成了必要手段。

当时的习惯，是用粉笔在两张桌子的中间画一条线，贴一段胶布或“纸片隔离法”，把两人的地盘隔开来，谁都不能跨越。一旦犯规越界，可能会挨一顿抱怨，也可能受到不同的“制裁”，

比方说被打或被捏一下，或者是越界一方的东西会被另一方立刻丢回来等。我记得自己以前念小学五年级时，就曾经和坐在旁边的男生划清界线，虽然我已经忘了跨越界线会导致怎样的后果，但同学之间因为越界而产生的争执倒不时出现。

这种“不准超过界线”的方式虽然有点儿孩子气，却也让孩子在分隔自己和他人的空间中，培养出对自己和他人活动范围及物品归属的觉察与尊重。现在的小学几乎不再这么排座位，因之而产生的纠纷也不再出现，但其他类型的“领土之争”却依然在各处上演着。

端午前夕划龙舟

记得两年前的某次团体活动，当时适逢端午节前夕，所以当天的活动主题就和端午节有关。我在团体活动一开始的时候，就先问大家端午节都会做些什么事情，有些成员说妈妈会包粽子给大家吃，有些人则是到外面买粽子回家吃，或者是吃亲友们送的粽子。当我问是否有人曾经看别人划龙舟甚至自己也划过龙舟，大部分的成员表示大多在家看电视的龙舟比赛转播。

开始热身时，我就先以粽子为主题，请大家轮流把自己的身体变成各式各样的粽子，于是我们看到一般形状的粽子、长方形的粽子、圆形的粽子，甚至还有不规则形状的粽子。在舞蹈与动作治疗团体中，没有所谓动作上的对错或好坏，只要没有伤到自己或别人，都是好动作，因为这主要是启发参与者的身体创意和想象力，所以有各种形状的粽子出现，是很正常的。

接着，大家要轮流让自己这个粽子动起来，于是有的粽子动动头，有的粽子动动脚，另一些粽子动动身体、转个圈、跳起来、前进后退，也有部分粽子找旁边的粽子一起做动作。因为有成员自发性地互动起来，于是我就顺势在接下来的活动中让大家两人一组互动，体验一下彼此的动作。

到后来，我把大家的互动范围再扩大，变成更多人的小组互动。我先征求几位自愿者担任队长，请他们出列排成一横排，其他人就按照自己所喜好的组长，想到哪一组就依序排到那位组长的后面。不一会儿，大家都找到了“归宿”，于是我再次邀请小组长出列，先把他们带到一旁小声地交代任务，说完并确认每位组长都了解之后，再请他们回去向组里的成员交代任务内容。

每一组的任务，是要由组长带领大家讨论，要以什么样的动作和队形划龙舟，以及划龙舟的路径。这时，每组几乎都热烈讨论，有些组很快就想出动作并且练习，有些组则在动作的选择上花了比较长的时间。我时而在一旁观看，时而在各组之间穿梭，确认每一组的讨论进度。

老师，我们变成两半了

当讨论时间结束，就是每组个别表现的时段。我先请各组的小组长出来，让他们讨论以什么方式来决定表现的顺序，结果他们决定猜拳。猜了几轮之后，表现顺序也渐渐确定，于是他们又回到自己的组里，和组员一起等待自己这组的出场。

每一组都由组长带领划龙舟。有一组的动作比较像一般的划船动作，全组整齐划一地一起向前边走边划，有些组则呈现出比较不一样的动作，例如有一组会在龙舟行进时变换身体位置的高低，有时双脚伸直向前进，过了一会儿是半蹲前进，然后又回复到双脚伸直向前。还有一组会在行进路线上做出变化，比方说走 S 形或转圈之后再走直线，还有两组有呼口号及搭配更有变化的动作。

看到每一组的表现都各有千秋，也还有时间，我就告诉大家，待会要每组同时依照刚才的动作和路径划龙舟，让大家体验一下只有自己这组划及和其他组同时划，会有什么不一样的感觉。也就是说，相对于刚才在空间中只有自己这一组在移动，现在每一组必须共同使用这个空间，如何让每组都划得顺畅，这就在考验大家的空间运用。

我喊完“一、二、三，开始”之后，各组就从自己这组龙舟的停靠地点出发，一起在相同的空间中划龙舟。有些组的速度比较快，有的则是小心翼翼地生怕后面的伙伴跟不上，或者担心和别组相撞而稍微放慢速度。过了一会儿，大家都比较适应之后，每组划龙舟的速度都变得比较快，各组之间的空间运用也比较顺畅。

有一组划着划着，组长就忽然带着组员穿越另一组的龙舟，也就是说，这位小组长把另一组的龙舟分成两半，然后带着组员们由空隙中穿过去。这时，被分成两半的这组的后半段组员愣了一下，前半段仍继续前进，但有人感觉后面的人似乎没跟上来，稍后也停了下来。至于带头穿越别组的这位小组长，则好像没事人似的，继续面带笑容，呼着口号带领组员们前进。

“老师，我们这组变成两半了。”另一组的小组长对我说。

“没关系，你们继续吧！”我说完之后，这组就继续划龙舟。

我当时并不想指名道姓地纠正那位小组长，于是就拉开嗓门提醒大家，请注意自己这组和别组龙舟的完整。我们在每一次团体活动前，都会提醒大家要注意自己和别人的安全，不直接指名道姓纠正，是因为我想让成员自己在互动中体会如何把握相互间的距离。说完之后，大家继续划龙舟，我特别注意刚才把别组切成两半的那位组长，以后没再出现相同的状况。

到别组去啦

又过了一周，当我再度来到这里带团体时，我发现有几位成员坐在一旁。有一两位戴着口罩，看起来不太有精神，可能是感冒了。之前也有成员因为身体不适而在旁休息观看，而且都经过工作人员的确认，所以我并不以为意，反倒是前一周把别组切成两半的那位小组长也坐在一旁，这就引起我的注意。因为他身强力壮，而且当时看起来还颇有精神，怎么看都不像身体不舒服。

工作人员可能看出了我的疑惑，于是就小声跟我说，在当天早上的绘画活动时，这位成员和另一位成员发生冲突，同样也是因为空间使用的问题。原来，他先是在摊开图画纸时超过自己的地盘，后来还把画笔放到旁边成员的作画空间中，被对方整盒画笔推了回来，让他很不高兴，就出手推了对方一下，于是他们就这么打了起来，经过工作人员劝阻之后才停下来。

稍后，大家讨论着运动会里的分组，工作人员发现那位小组长又和别人起了争执。原来，小组长对空间的拿捏向来有些问题，造成了其他成员的不满，如果没有前一周的活动安排，或许就无法凸显这种状况。

“我后来听到有人对他说：‘到别组去啦！’”工作人员告诉我，“他们差点儿又吵起来了。”于是她就先把这两人拉开，然后把小组长带到一旁跟他谈。小组长因为早上的这些冲突事件导致心情不佳，工作人员为了避免冲突延续到不相干的团体活动上，因此在和小组长讨论之后，就决定让他在一旁看当天的团体活动。在之后的团体活动中，我不时会安排关于个人空间的体验活动，这位成员仍需要旁人不时地暗示、提醒，才不会又闯入了别人的空间。

错误的空间使用，让别人感受不到尊重

那位小组长的状况是因为无法掌握自己个人空间的终点和他人个人空间的起点，所以每每在团体活动中不自觉地跨越界线，让自己的身体或物品侵犯了别人的空间。因为他对此没有觉察，就不会觉得自己冒犯了别人，更别提向对方道歉，导致了其他成员的不满，也更容易产生误会和冲突，影响他自己在团体中的人际关系。

我们每个人的周围都有属于自己的空间，有些人的空间比较小，有些人的比较大，空间的大小会随着当事人的年龄、性别、生长环境、文化等因素而有所不同，而谁能进入我们各自的空间中，则视对方和我们自身的亲疏关系或当下的状况而定。

我记得多年前在纽约念书时，有一天我照例搭地铁上学，进入车厢之后，我就选了一个有柱子的位置靠着柱子站着。后来，因为我要确认自己应该要在哪站下车，于是就走向车厢壁，把脸靠近张贴在车厢壁上的地铁路线图查看。不久，我听到旁边一位

女士说："能不能请你站远一点？"我朝声音传来的方向转头一看，是一位非洲裔的妇女。她脸上的表情透露出不悦，而我则因为太专注看路线图，而忽略了身边还有其他人。虽然我并不觉得我们之间的距离太近，但对她来说就是太近，让她感觉不舒服。我看完路线图之后就回到原本的位置，免得造成误解。

另外，当我们在公共场所谈论家务事或比较私人的事情时，一般来说都会靠得很近，用手遮口，甚至是以在耳边讲悄悄话的方式来交谈。如果在这种场合大声谈论私事，通常会让交谈的双方或一方感到尴尬。试想，如果您的家人在商场等公共场合，大声说着您的房间有多乱，应该要好好整理等，您会有什么感觉？

一般而言，当儿童的空间运用失当时，其他人对于此种状况的容忍度，会比对待青少年和成人要高。然而，如果孩子一再有意或无意地侵犯别人的空间，不仅会引起同伴的反感，也会遭受团体的排斥。

当孩子年纪渐长时，会通过观察和模仿，逐渐掌握自己个人空间的终点和他人个人空间的起点，但对于一些孩子来说，这种空间能力是难以掌握的。我也曾看过有孩子不先问同伴一声，就把对方脚下的垫子快速抽出，造成对方跌倒和哭泣。好在这位冒失鬼事后向同伴道歉了，否则可能又会是另一场纷争的开端。

【为您支招】
——让孩子看到自己的距离

不单是孩子，有些成人也会错误地解读和使用空间。

他们并非故意，只是因为本身对于相互距离的概念模糊，而不小心侵犯他人的空间。当其他人对此表达不满时，这些“空间闯入者”反倒大惑不解。若不及时纠正，日子一久不但严重影响人际关系，更会产生人际障碍所引发的自卑与挫折感。

如何帮助孩子建立明确的个人空间，并且尊重他人的个人空间？

◎可以和孩子玩一个小游戏：让孩子用自己的物品，例如小毯子、布娃娃或其他东西，建立一个属于他自己的个人空间，并明显界定出个人空间范围是从哪里到哪里，接着由您在他的空间外围走动，距离时远时近，然后再进入他的个人空间里，让孩子去感受，接着说出不同距离所带来的感受分别是什么。也可以假装不同的情境，例如在家中、学校或公园里，来进行角色扮演，以帮助孩子估算和维持适当的空间距离。

◎可以请您的孩子站在房间（最好是有较大的空间）的一端，另一个人则站在另一端。那个人可能是孩子的手足、朋友、亲戚或其他人。请那个人走向您的孩子，当孩子感觉对方就要离自己太近时，就立刻伸出手喊“停”，而这两者之间的距离，就视彼此的关系而定。接着交换角色，让孩子走向那个人，对照一下双方对于彼此之间该有的距离，是否有所差异，借此帮助孩子认知每个人对于个人空间和与他人距离的各种看法。

◎您也可以让孩子站在房间的一端，另一端则不站任何人。请孩子想象房间的另一端是父母、手足、朋友、同学、亲戚、老师、校长、警察、护士、老年人、年纪更小的孩子，以及陌生人等，每一次换一个角色，让孩子走向那个想象中的人，并且停在孩子认为适当的地方。孩子通过这样的练习，就能够觉察和各种人之间的不同距离，并学习如何与各式各样的人保持适当的距离。

◎带着孩子观察各种环境中人们的互动：让孩子在家中、学校、图书馆、餐厅、医院、车站和公园等地方，尤其是有人排队的地方如邮局、银行和电影院等处观察。在观察的同时告诉孩子，除非那些人彼此熟识或者是一家人，或者有很好的理由，否则他们不会触碰到彼此，也不会靠得太近（拥挤的车厢或公共场所除外）。也可多加利用电视节目和电影、DVD等，通过讨论情节和角色互动，来观察、拿捏各种情境下的个人舒适范围。

六、同理心缺乏，人脉经营有问题

同学不喜欢我，让我好受伤

有一则来自电子报的报道，内容是东海大学附属小学的高年级，要求学生写下最喜欢和不喜欢的同班同学各三人，而且一定都要写出来。有些孩子得知被同学列入不喜欢名单，回家之后就一直哭闹，也不想再上学，多日以来情绪仍难以平复。这些学生的家长因而投诉学校，表示学校此举形同搞分化，让孩子非常受伤，甚至认为这根本形同批斗大会。

一位王妈妈投诉，说儿子当天放学回家后就闷闷不乐，追问之下，才晓得孩子的老师要求全班同学用纸写下喜欢、不喜欢的三位同学和理由。虽然老师规定大家下课之后不准互相讨论，但是同学之间依然热烈交流。当她的儿子知道自己被好朋友列入不喜欢名单时，几乎情绪崩溃。王妈妈接着质疑，为什么孩子需要写不喜欢谁？这项课堂作业的目的是挑拨离间，还是在搞分化？

后来，该校辅导室李主任表示，这样的课程安排是为了解孩子们的人际关系，也已经行之有多年，结果仅供老师参考，并不会对外公布。其实，导师和同学们朝夕相处，只要用心观察就能够了解他们的人际状况，无需以调查的方式收集资料。

亲爱的家长们，您了解孩子在家庭之外的人际关系吗？

你干吗碰我

在我带领团体的经验中，确实有遇过人缘不佳的孩子，且通常是由于他们的行为所导致。

例如，有次来了一位新成员。他是一位转校学生，感觉上似乎有控制冲动的困难，因为他的说话声音有时候会突然上扬，会让其他人忍不住转头瞧瞧到底发生了什么事，而且当他说话的时候，身体会不时地晃啊晃的，感觉上比较无法集中注意力。跟他说话的辅导老师，必须三番两次提醒他“看着我的眼睛”，才能把他的注意力拉回来。

等他进到团体里，我照例请新成员先简单自我介绍，当时就发现他虽然是向大家介绍自己，眼睛却看着地上。他的两只脚原地踏步，身体晃啊晃的，整个人看起来重心不太稳。我于是请他先站好，然后抬起头来看看大家，也让大家看看他，他就忽地抬起头来，快速扫视一圈之后，又把头低了下去。

接下来的几周，这位成员的状况时而好转，有时候就还是差不多，所以每当轮到他带领大家做动作时，我就试着以简单明确的口语提醒他。

几次下来，我发现他的动作都很有力量，而且经常向前跨一大步，然后双手握拳到处挥打，也习惯一边做动作一边走到圆圈中间，偶尔会发出声音。我心想这样也好，他的活动范围扩大，就比较不会打到别人，也可以让其他人更清楚看到他。然而，我也看得出来部分成员对他的动作特点感到很不习惯。

我们在带团体时，经常会提醒成员们要注意自己和别人的安全，所以每个人都能尊重别人的活动空间。

这位成员的动作带着某种程度的攻击性，但他没有针对任何人，也没有打到任何人，而且他的身体语言给我的感觉，比较像是冲动和情绪的宣泄。此时，团体带领者就要接纳、包容这样的状态，等他宣泄够了，就会有转化的契机。

又过了几周。在某次团体的活动中，我请大家两人一组玩照镜子的游戏，由一个人当动者，另一人则当他的镜子，把对方的动作“照”回去给他看。当时，这位成员就直接和他身边的伙伴一组，其他人也陆续找到伙伴。正当每组都在演练时，我忽然听到他对伙伴大声说：“你干吗碰我？”于是，我看了看其他组，就决定走到他那组了解状况。

这时，他们的辅导老师也来了。一问之下，原来他这组在演练时，伙伴的手不小心轻触了他的手，让他觉得被冒犯。当时他们的互动，是由这位成员伸出左手，他的伙伴则伸出右手去“照”出他左手的动作，所以当然要把手向前伸，怎知就不小心碰到他的其中一根手指。

找个对象，借题发挥

因为我还得继续带团体，所以在弄清楚状况之后，我就把这两个人的沟通情况交给他们的老师，自己则继续刚才的过程，鼓励大家尝试各种动作变化。我一边在各组间走动，一边留意这一组和老师的对话。虽然这位成员的伙伴一直说自己不是故意的，而且这位成员确实也说他的伙伴只“碰到了我的无名指”，但他还是觉得伙伴是故意的，也一直说这让他很不爽。老师眼见沟通无效，而且他的声音越来越大，更有别组的人好奇地转过头去，因此老师就让他决定：如果要继续说，就得暂离团体；若要继续参与，就得让自己安静下来，等团体活动结束后再说。

他选择了继续参与。在每组轮流出来表现时，我注意到他的脸上仍有些许怒气，但总算还能克制自己，安静地看着别人做动作。有时候，孩子会把一件芝麻小事，放大成不得了的大事，可能是想借题发挥引起注意，也有可能是日常生活中遇到什么不愉快，事发当时没有获得适当的舒解，有情绪积压在心里，等累积到一定程度，刚好又有个现成的发泄对象，于是就爆发出来。

等到团体活动结束，成员都离开活动现场之后，我就和辅导老师聊了一下。老师告诉我，这个孩子最近和班上同学相处不好，有时甚至发生肢体冲突，需要班主任把他架开，拉到一旁冷静一下。有时候，老师会给他隔离的处罚。这是一种行为治疗的技巧，当孩子行为欠妥时，将他和目前所在的空间暂时隔离，好让他的情绪恢复平静，借此阻止其不当行为。简单而言，这种隔离是让孩子花一段时间或站或坐在某个角落或类似的地方。

又过了两周，当我再次回来带团体时，我发现这位成员并没有和其他人一样进入大家围起的大圆圈，而是坐在旁边的座位上看着我们。辅导老师走过来跟我说，因为这孩子最近的情绪比较不稳定，她担心他又小题大做，所以和他讨论之后，他就决定这次先坐在旁边看。以团体的角度来看，虽然他这次没有成为圆圈中的一分子，但他还是在团体所在的这个空间里，以他自己的方式来参与团体。

我在带团体的过程当中，有时会朝他的方向瞄一眼。他的眼神给我的感觉是，他想和大家一起动一动，脸上的表情也有些落寞。辅导老师一度走过去跟他小声交谈，等老师走了之后，他还是坐在位子上看着我们。那次的团体活动，他就这么从头看到尾。

他们都不喜欢我

团体活动结束之后，我照例和辅导老师讨论当天的团体和个别成员状况，接着又聊到了这个孩子。老师告诉我，在前几天的另一个学习性团体中，这孩子因为又和同伴发生冲突，而且态度越来越差，而被请出团体。因此，她在我们的团体活动开始之前，才会请他考虑一下是要进入团体，还是先在旁边看，并且清楚表示，如果进入团体后造成干扰，就会被请出去。如此一来，老师很清楚地表明界线，同时也把决定权交到孩子手上，让他学习做决定和为自己的决定负责。

等老师越深入了解这个孩子之后，就发现他在班上的人际关系其实就反映出他在家中和家人的互动。原来，这孩子的家里有些状况，造成家人时常争吵不休，孩子也常和父母或彼此发生冲突。所以到后来，当他在班上又和同学发生争执时，老师们几乎可以猜到，他在前一天晚上应该又和家人吵架了。老师们也发现，这孩子虽然已经是小学高年级，却很难去体会别人的感受，因为他很容易陷在自己的情绪里，而忽略了周围的情况。

有一次，这孩子被班主任带到辅导室谈话。聊了一会儿之后，孩子表示觉得自己得不到老师和同学的喜爱，后来再谈下去，才知道孩子觉得连自己家人都不喜欢他。他的父母之间有些状况，哥哥姐姐也都有自己的交友圈，经常不在家；一旦他们回到家，也常指使他做这做那，若他不依，双方就容易起冲突。如果父母双方或其中一人在家，孩子们全部挨骂；若不在家，手足之间就有得吵了。

"他们都不喜欢我。"辅导老师如此转述孩子的话。家中的争执与责骂，让他感受不到家的温暖，缺乏正向的人际互动经验，自然很难学习适当的表达方式，一肚子苦水和愤怒不知如何宣泄。老师继续说道，其实她认为这个团体对孩子是有帮助的，让他得以通过动作和声音疏通情绪。虽然他动作的节奏比较紊乱、力道又大，不是每个成员都会喜欢，但大家似乎也渐渐习惯了他在场。

同理心缺乏，人脉经营有问题

经过更多次的沟通和参与团队活动，这孩子的情况慢慢地有些改善。先是他的动作力道已不像以往那么强，加上我在团体中安排了较多关于节奏韵律的活动，他的动作在节拍上也愈趋有规律，比较好跟随，有次他甚至自愿替大家拍鼓打节奏。两人或更多人一组的互动，更让他体验到与不同伙伴的沟通、协调与合作。我们都发现，他出现干扰性言行的频率在降低。即便对于他的家庭状况无法了解，至少这孩子的情绪比刚开始要稳定了。

这位成员一开始在团队里面，由于对环境和同伴的不熟悉，加上必须面对内心情绪的波动，所以就以身体姿态来响应外在环境。低着头，是因为这是个陌生的团体；在原地踏步晃来晃去，则是控制内在情绪的表现，或是他处于众人之间却不知道该如何处理复杂的内心感受。这样的晃动，是犹豫，是调节，也是保护自己的防卫性反应。

另外，因为他在班上或团体中，经常把情绪波动的幅度放大，其强度阻碍了他去认识、了解他人的感受和反应，在沟通不良的状况下，就很容易起冲突。人与人之间的相处，首先在于彼此要有开放、尊重的态度和互信互谅，如果不愿意或不懂得如何了解别人和让别人了解自己，就很难与人建立正向的联系，影响孩子日后在社会上的人际关系。

【为您支招】

——你懂我，我懂你，大家快乐在一起

人与人之间之所以会产生冲突，通常是由于双方对彼此有误解、一方或双方过度坚持己见、态度强硬或拉不下脸来等。若要避免这种情况出现，双方都要能够同理。比如当你身在对方的处境，遇到相同的人或事件，你会有什么感受？而你的感受，或许也就是对方的感受。

◎有一次，我的朋友和一群孩子聊天。在聊的过程中，有些孩子抱怨起自己的父母和老师。这种抱怨很具感染力，原本没在抱怨的孩子，后来也跟着抱怨起来了。等他们的抱怨告一段落时，我朋友就问他们，如果今天换成他们是父母和老师，知道自己的孩子或学生是这么抱怨自己，会有什么感觉？他们都不说话了。这时，就可以开始好好跟他们谈谈“同理”这件事。或许要不止一次来沟通，最好能结合日常生活情境进行开放式的讨论，让他们彼此参照、学习。

◎可以给孩子看一些有明确面部表情或情境的图像，问问他们这些图像所代表的心情，以及自己在看到图像之后有什么感觉。另外，也可以放与同理心相关的影片给孩子看，让他们观察每个角色在各种情境中的反应、感觉和行动，并讨论这些人为何要这么做；换成是他们，又会怎么做。图像的接收是很直接的，如果只是观看，难免流于简单，如果能与人际关系的讨论联系起来，就能收到寓教于乐之效。

◎您是否曾看过一个孩子跌倒，其他孩子却哈哈大笑的景象？其实，我们并非天生就有同理心，而是通过亲子最初始的互动，开启和刺激孩子去了解、关心周围的人和事物及环境，在互动中逐步建构起来的。理性地了解和区分各种情绪和情境是必要的，如果能让孩子亲身体验各种情绪发生在自己身上的感受，就更为具体。这并不表示要刻意制造事件，而是可运用上述方式或演练来帮助孩子感同身受。

◎洪兰教授在某次演讲中，曾以自己的儿子为例，说明阅读也可以培养孩子的同理心。话说有一天，正在阅读《奴隶船》的儿子问她，白人和黑人在基因上有多少差异？洪教授回答“0.1％”，然后就问孩子为什么要问。原来，儿子读到了书中主角遭酋长出卖的段落，对于非常信任酋长的主角，竟然会被自己信任的人出卖而感到不解。洪教授告诉他，只有最亲近的人，才知道自己的弱点，接着借机教育一番，告诉孩子“勿出卖别人”，因为这会造成极大的伤害。因此，家长可通过亲子共读，让孩子通过同理心去学习以仁义待人处世。

动作小教室

【父母看一看】

看见孩子的距离感

《诗经》中记载着这么一段话："言之不足，则歌之舞之。"因此，在舞蹈与动作治疗中的"舞蹈"，其实就是运用手舞足蹈来表达口语所未及的部分。也就是说，当口语无法充分表达自身感受、想法或情绪时，就必须靠肢体语言来抒发。身体动作是口语或文字表达的一种衍生，譬如说话时的手势、身体动作、脸部表情，都可帮助我们更完整地抒发心情。

因此，这里所谈到的舞蹈，并非局限在受过训练的、表演性的舞蹈展演，而是"让身体感觉出来"。英文的Dance原意为"延伸""张力"，当我们有感觉要抒发，就会伸展我们的身体，这些伸展之后所呈现的动作，可能比写字、喝水等日常生活动作要大，也会有着不同的含义，是属于表达性的动作。

因此，亲子或其他的人际相处，其实就像舞蹈一样，双方在过程中前进或后退，面对面、肩并肩或背道而驰，时间、空间在互动中持续流转与变化，彼此之间的距离有时近，有时远，有时却不近也不远。无论舞步的快慢或距离的远近，都没有绝对的标准或好坏，只要双方都觉得自在，就是良好的互动。

【亲子动一动】

律动你我他——玩出人际的潜规则

口语和身体动作的大小、节奏和沟通双方彼此的距离，关系到互动质量的好坏。举例来说，当朋友告诉你一件事情，如果你用既急促又大声的口吻回应，你就很容易被误认为在生气。因为我们可能说得很起劲，但对方听起来可能不太舒服。另外，若某个人的态度很差，或动作很大很快很用力，我们大多倾向于保持距离。这就是时间、空间和力量对于人际关系的影响。

如果孩子年纪还小，可以和他玩这个游戏：

把动作变大

1. 让孩子观察镜子里面的自己，注意面部表情和身体姿态，并请他描述自己看到了什么样的表情和体态。

2. 请他说出这些表情、体态所蕴含的感受。比方说，如果孩子面带笑容，你就可以问孩子为什么笑。是因为心情好，还是想到开心的事？

3. 接下来，换成父母来做出孩子的表情和姿态，不但要做出来，而且还要夸张。我曾经看过一幅照片，是一对母女相视而笑的画面。照片中的小宝宝睁大眼睛开口笑着，双手微微举起到肩膀两旁，妈妈则回以放大版的表情和动作，同样是睁大眼睛，嘴巴张得更大更圆，笑得十分开怀，双手则向左右伸展，仿佛张开双臂迎接孩子。就是这个意思。（如图 14）

4. 当父母以夸张的表情和身体动作，回应或响应孩子的情

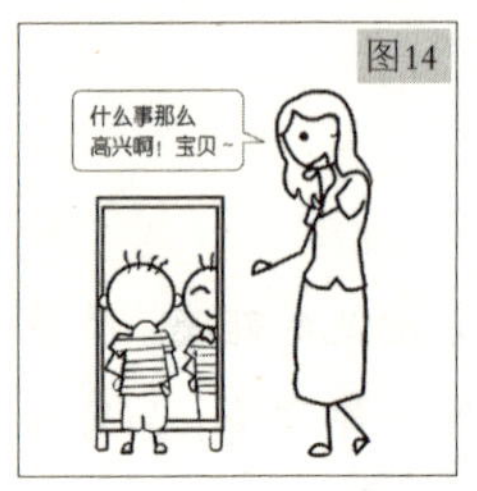

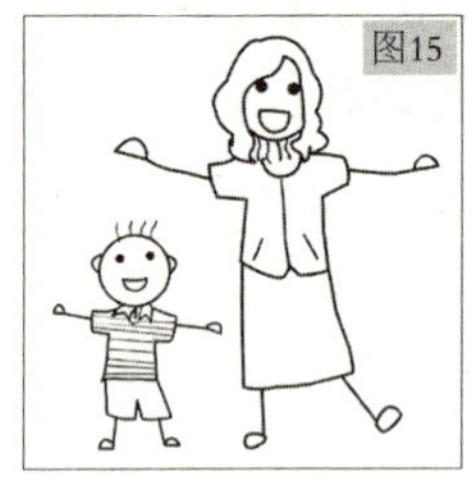

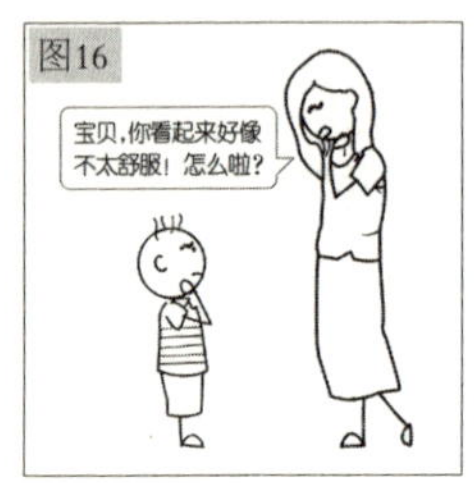

绪时，他们就能从父母身上看到自己的情绪状态，也因为被看到、响应和理解，孩子会获得极大的心理满足，因为有人懂他的感受。

5. 此外，声音也是表达情绪的通道。比方说您看到孩子愁眉苦脸地摸着脸颊，如果您这时做出孩子的表情、动作，并且佐以音效："哎哟，痛痛。我知道你今天牙齿痛痛，很难受对不对？"或者轻柔地问："宝贝，你看起来好像不太舒服，怎么啦？"即便孩子年纪很小，未必完全理解您说的话，却也能从您说话的语调（声音表情）和态度中，感受到您的关心和在意，并且予以回应。（如图 15）

6. 可以让孩子练习观察您的表情、动作，然后让孩子猜猜您当时的感受，或可能是什么状况让您会有这种情绪表达。这样的亲子交流，能让彼此了解对方的感受，以及各种表达情绪的身体语言。（如图 16）

对于大孩子，父母可以通过阅读、影片观赏和时事讨论，让孩子认识不同文化的历史与人们的处境，尤其是和偏见、歧视或弱势群体有关的素材，和他共读与讨论，相互交流对于不公不义的事件和对待的看法，激发他的同理心及正义感。

青少年时期的孩子，正经历身心和人际关系的重大转变，有时会因为还无法掌握与处理这些变化，而出现大人难以理解的言行举止。他需要关心和陪伴，但未必愿意回答父母师长的询问。这时，您可以不带批判地对孩子描述他的表情、体态和您本身的感受，告诉他您了解也愿意陪着他，等他想谈的时候再来找您都可以。陪伴，就是接纳他人的状态，并且等待。当孩子感到自己被同理时，自然就会从中学习同理。